Natürliche Hautpflege bei Akne & Unreinheiten

In Liebe für Josiane & Tim

Danke Uschi,

für deine moralische und fachliche Unterstützung. Du hast mir so gut getan.

Danke Veronika,

für die Flamme, die mein Buchprojekt entfacht hat.

Danke Pauline, Christine A. und Christine K. für eure spitzenmäßige Inspiration.

Danke Franziska für dein supergutes Lektorat.

Danke Martin für deine unglaublich tolle und geduldige Unterstützung.

Marianne Nick

Natürliche Hautpflege bei Akne & Unreinheiten

Infos, Tipps und DIY-Rezepte für schnelle Hilfe

Band 1
Von Natur aus schön

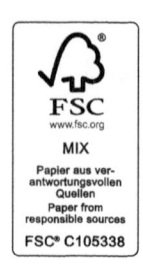

Bibliografische Information der Deutschen Nationalbibliothek:

Die Deutsche Nationalbibliothek verzeichnet diese Publikation in der Deutschen Nationalbibliografie; detaillierte bibliografische Daten sind im Internet über http://dnb.dnb.de abrufbar.

© 2018 Marianne Nick

Fotos:

Mit freundlicher Genehmigung von Silvia Schütz und Michael Miklas

Titelbild und weitere: Shutterstock

Rückseite **Cover**: Model Juliana Schütz

Lektorat: Franziska Aschenauer

Es ist Zweck dieses Buches zu bilden und zu unterhalten. Die Autorin übernimmt keine Haftung für Schäden jeglicher Art, die direkt oder indirekt bei der Anwendung der in diesem Buch vorgestellten Rezepturen und Tipps entstehen können. Die Inhalte des Buches stellen, trotz sorgfältiger Recherche und eigenen Erfahrungen keinesfalls einen Anspruch auf Vollständigkeit und Richtigkeit im schulmedizinischen Verständnis. Bei unklaren Beschwerden der Haut oder ernsthaften Hauterkrankungen sollte immer ein Arzt aufgesucht werden. Weder Autorin, Herausgeber, noch Händler haften gegenüber Käufern oder anderen Personen oder Gesellschaften.

Herstellung und Verlag: BoD – Books on Demand, Norderstedt

2. Auflage

ISBN: 9783746031927

Inhaltsverzeichnis

Vorwort 9

Die Haut 12
    Hautzustände und ihre Bedürfnisse 16

Akne 23
    Hautunreinheiten und Akne 28

Konventionelle und naturnahe Kosmetik 36
    Inhaltsstoffe konventioneller Kosmetik 38
    Naturnahe Kosmetik 51

Entscheidung pro Natur 54
    Naturkosmetik 54
    Biokosmetik 60

Oft gestellte Fragen bezüglich Natur- und Biokosmetik 61

Rohstoffe für einen ebenmäßigen, klaren Teint 68
100% naturreine ätherische Öle 69
Pflanzenwässer 75
Kaltgepresste Pflanzenöle 79
Ton- und Heilerden 84
Sonstige Rohstoffe 86

Hautpflege 90
Mein täglicher Pflegeplan 90
Mein wöchentliches Schönheitsprogramm 93

Einfache & wirkungsvolle DIY-Rezepturen 98
Arbeitsmaterialien 100
Vorbereiten und reinigen der Haut 101
Make-up Entferner 101
Reinigungsprodukte für das Gesicht 103
Gesichtswässer 108
Rasur & Bartpflege für Ihn 112
After-Shave für Ihn 115
Gesichtspeeling 118
Körperpeeling 123
Gesichtsmasken 126
Körpermasken 131

Tägliche Pflege für Gesicht und Körper 136
  Spezialprodukte gegen Hautunreinheiten 136
  Leichte Pflege 143
  Pflegeöle 148
  Gesichtcremes 155
  Körpercremes 163

Extra Schönheitstipps 165
  Ölziehen 165
  Heilerde einnehmen 167
  Inhalieren 168
  Infrarotlicht 169
  Frühling- und Herbstkur 170
  Bettwäsche und Handtücher 171
  Enthaarung 171
  Lippenbalsam 175

Literaturverzeichnis 177

Über die Autorin 178

Vorwort

Hallo,

du bist jung, lebensfroh und fühlst dich, als ob dir die Welt zu Füßen liegt? Wären da nicht diese lästigen Pickelchen, Entzündungen und Pusteln....

Gleich vorneweg: Du kannst deine Hautprobleme mit den Schönheitsritualen und Rezepturen aus diesem Buch in den Griff bekommen.

Im Vergleich zu meinen Anfängen in der Kosmetik, öffnen sich heute immer mehr junge Menschen für die kostbaren Rohstoffe, die die Natur für uns bereithält. Gesunde Haut, Wohlbefinden und die eigene Attraktivität, spielen dabei eine ebenso wichtige Rolle, wie Umwelt- und Tierschutz. Deshalb habe ich dieses Buch geschrieben. Ich möchte dich einladen mit mir in die Welt der Bio- und Naturkosmetik zu tauchen. Dazu musst du kein Hippie sein. Ich hoffe sehr, dass die Naturkosmetik dieses Klischee überwunden hat. Hier findest du den Weg, für eine schöne, ebenmäßige, jugendliche Haut. Die natürlich heilenden und desinfizierenden Wirkstoffe der ätherischen Öle sind wahre Hauthelfer. Pflanzenöle, -wässer und viele weitere natürliche Rohstoffe regenerieren und schützen die Haut.

Die Aromatherapie, die diesem Buch zugrunde liegt, ist ein Teilgebiet der wissenschaftlich anerkannten Phytotherapie (Pflanzentherapie) und mein Spezialgebiet in der Bio- und Naturkosmetik.

Zunächst gehe ich auf die Haut, verschiedene Hautzustände und einzelne Formen und Ursachen von Akne und Unreinheiten ein. Du erfährst, wie du deinen Hauttypen bzw. Hautzustand selbst bestimmen kannst. Das erleichtert dir die Wahl individueller Pflegeprodukte.

Das wachsende Interesse an mehr „Natur" in Kosmetikprodukten ist vielen Herstellern synthetisch gefertigter Pflegeprodukte nicht entgangen. Deshalb finden wir heute auf dem großen Kosmetikmarkt eine Vielzahl von Anbietern, die uns das „Natürliche" durch Produktslogans und blumiger Verpackung suggerieren. Beim genauen Lesen der Inhaltsstoffe bewahrheitet sich dies jedoch nicht. „Mogelpackungen" zu erkennen, ist gar nicht so schwer. Deshalb möchte ich dir die Augen öffnen, was sich hinter dem INCI (Liste der Inhaltsstoffe) verbirgt. Damit kannst du dir den Einkauf von fertigen Pflegeprodukten leichter machen. Anschließend möchte ich dich ermutigen, mit den wirksamen Pflanzenstoffen, die uns zur Verfügung stehen, zu experimentieren. In aller Kürze erhältst du die wichtigsten Informationen über Bio- und Naturkosmetik, sowie bezahlbarer und effektiver Rohstoffe für reine, gepflegte Haut.

Im Praxis-Teil findest du viele Tipps zur täglichen Pflege und einfache DIY-Mischungen (Do-it-Yourself) zum schnellen Anrühren deiner persönlichen Hautpflegeprodukte. Mit dem großen Vorteil, dass du die Inhaltsstoffe nun gut kennst und ihnen vertrauen darfst.

Du kannst die einzelnen Abschnitte nacheinander lesen, oder auch einzelne überspringen. Oder du probierst nur die Rezepturen aus, lässt sie auf dich wirken und erfreust dich am besser werdenden Hautbild. Sei sanft zu dir und deiner Haut – bau auf die Tipps auf und du wirst sehen – du bist jung, lebensfreudig, voller Power und Ideen **und unglaublich schön und sexy!**

Ich wünsche dir viel Spaß beim Lesen und Experimentieren.

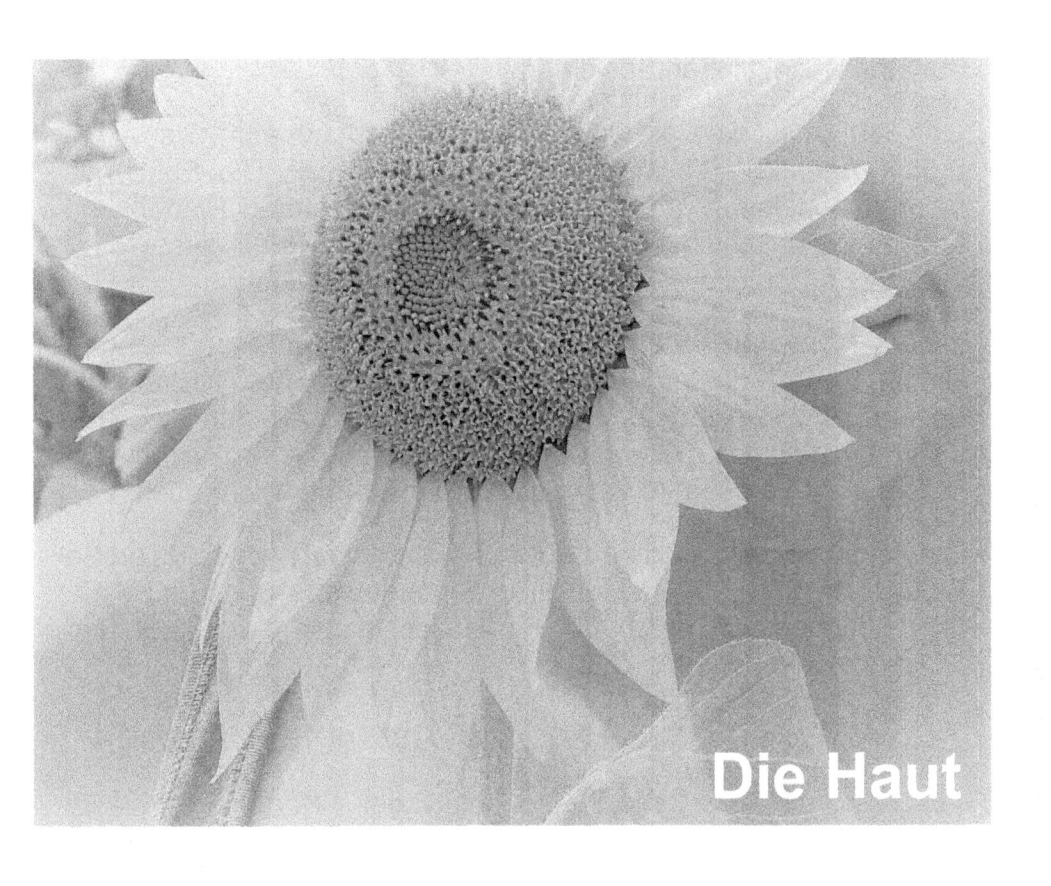

Die Haut

Die Haut

Die Haut ist unser größtes Sinnesorgan mit rund 1,8 Quadratmetern Fläche und ca. 1,5 bis 4 mm Dicke. Sie besteht aus drei wesentlichen Schichten.

Ganz außen ist die Epidermis, auch Oberhaut genannt. Sie ist ca. 0,05 (Augenlid) – 2 Millimeter (Fußsohle) dick. Die Epidermis besteht aus mehreren übereinander geschichteten Platten und fünf weiteren Schichten. Von außen nach innen sind dies: Horn-, Glanz-, Körnerzellen-, Stachelzell- und Basalschicht.

In der zweiten Schicht, der Dermis (Lederhaut) liegen Bindegewebe, glatte Muskulatur und Blutgefäße. Die Dermis besteht aus Papillen- und Netzschicht. Hier befinden sich u.a. Talg- und Schweißdrüsen. Deren Funktionen (Schweiß und Talg produzieren), lassen im Laufe des Lebens immer mehr nach.

Die dritte Schicht, die Subcutis (Unterhaut) enthält große Blutgefäße und Nerven, lockeres Bindegewebe und Fettzellen. Hier befinden sich auch die Sinneszellen, die u.a. Druck und Schmerz weiterleiten.

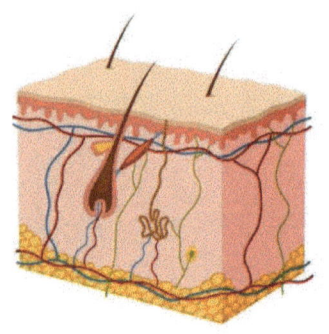

Die Haut hat viele Aufgaben

Sie schützt den Körper vor dem Eindringen von Krankheitserregern, schädlichen Stoffen und UV-Strahlen. Bei ent-sprechender Pflege und Eigenschutz kann die Haut gesund und heil bleiben.

Wenn Keime eindringen, bildet die Haut Antikörper in ihren Schutzzellen (Langerhans Zellen). Diese bekämpfen die Infektionen und das gesunde Gleichgewicht der Haut wird wieder hergestellt.

Die Haut reguliert des Weiteren das Wärme- und Kälteempfinden des Körpers. Dabei stehen 30.000 Kälte- nur 3000 Wärmerezeptoren gegenüber. Durch die Information der Rezeptoren, öffnen sich an warmen Tagen die Poren und die Haut wird gut durchblutet. Der entstehende Schweiß gibt die Wärme nach außen ab und der Körper wird dadurch gekühlt. Bei Kälte dagegen verengen sich die Poren und Hautgefäße. So bleibt das Blut im Körperinneren, damit wir nicht zu viel Wärme verlieren und lebenswichtige Organe versorgt sind. Es ist inzwischen nachgewiesen, dass Frauen tatsächlich schneller frieren wie Männer. Denn ihre Kälterezeptoren liegen dichter an der Hautoberfläche.

Die Haut leitet nicht nur die Temperatur durch Rezeptoren an den Körper weiter, sondern auch Sinneswahrnehmungen wie Druck oder Schmerz. Tast- und Haarfollikelrezeptoren lassen uns fühlen und die Härchen aufstellen.

Sie nimmt Sauerstoff auf und gibt Kohlendioxid ab, atmet, nimmt Stoffe auf und scheidet sie auch aus. Leider nimmt sie auch Substanzen auf, die ungünstig für sie sind. Deshalb sollten Fette wie Mineralöle und Silikone aus konventioneller Kosmetik, die die Poren verschließen, vermieden werden.

Auf der Hautoberfläche findet man die Hautflora. Sie besteht aus tausenden von Mikroorganismen, das heißt aus Bakterien und Pilzen. Die Mikroorganismen erzeugen auf der Haut Stoffwechselprodukte, die die positiven Funktionen der Haut (Aufnahme, Ausscheidung, Atmung) fördern und erhalten. Ihre Enzyme schützen die Haut vor Infektionen, Erregern und schädigenden Keimen. Zusätzlich bilden Sekret, Fett, Feuchtigkeit, Hautschüppchen und Talg die Hautschutzbarriere, auch Hydro-Lipidmantel, Hautschutzmantel oder Säureschutzmantel genannt. Hautflora und Hautschutzmantel wirken als gemeinsame Barriere, die eine gesunde Haut gewährleistet. Ist sie intakt, schützt sie die Haut vor dem Austrocknen, gegen

Reizungen, Allergien und Infektionen. Erst wenn dies nicht mehr der Fall ist, beispielsweise durch unzureichende, zu aggressive oder falsche Pflege, haben Keime und freie Radikale überhaupt eine Chance in die Haut zu gelangen. Diese können Entzündungen, Pusteln, Pickel und Infektionen verursachen und folglich zu einer unebenmäßigen, unreinen Haut oder sogar Akne führen.

Freie Radikale, die ich im Buch noch öfter erwähnen werde, sind sauerstoffhaltige Moleküle. Sie sind instabil, denn ihnen fehlt ein Elektron. Daher sind sie ständig auf der Suche nach einem passenden Elektron. Äußerst rabiat, nehmen sie, was ihnen dein Körper bietet. D.h. sie greifen deine Zellen an, schädigen sie und verbreiten sich immer mehr. Jede beschädigte Zelle wird ihrerseits zum freien Radikal. Antioxidantien in Kosmetik und in der Ernährung können die Zellen vor freien Radikalen schützen. Durch Sonne bildet die Haut Vitamin D, welches Haut und Körper gesund erhält. Zuviel Sonne verursacht die Bildung freier Radikaler.

Du hast bestimmt schon oft vom PH-Wert der Haut oder Produkten gelesen, doch ist auch klar, was dieses komplexe Thema bedeutet? Alles was Wasser enthält, hat einen PH-Wert.

„Potentia hydrogenii" kommt aus dem Lateinischen und bedeutet „Wasserstoffionenkonzentration. Der PH-Wert zeigt an, wie sauer oder basisch die Haut, bzw. ein Produkt ist. Dazu braucht es eine wässrige Lösung, die wir sowohl auf dem Hydro-Lipidmantel der Haut, als auch in einigen Pflegeprodukt messen können. Reine Pflanzenöle und ätherische Öle haben keinen PH-Wert, da darin kein Wasser enthalten ist. Der saure Bereich liegt zwischen 0 und 7, der basische zwischen 7 und 14. Hautneutral ist ein Produkt bei einem Wert von 7. Der PH Wert liegt bei der gesunden Haut zwischen 5,4 und 5,9. Die Haut ist also leicht sauer.

Häufige Ursachen und Aknetypen habe ich im nächsten Kapitel aufgelistet. Zunächst erfährst du aber, wie du deine Haut selbst analysieren und bewerten und deinen Hauttypen bzw. -zustand bestimmen kannst. Das erleichtert dir die Wahl individueller Pflegeprodukte, die deine Hautschutzbarriere stabil erhalten.

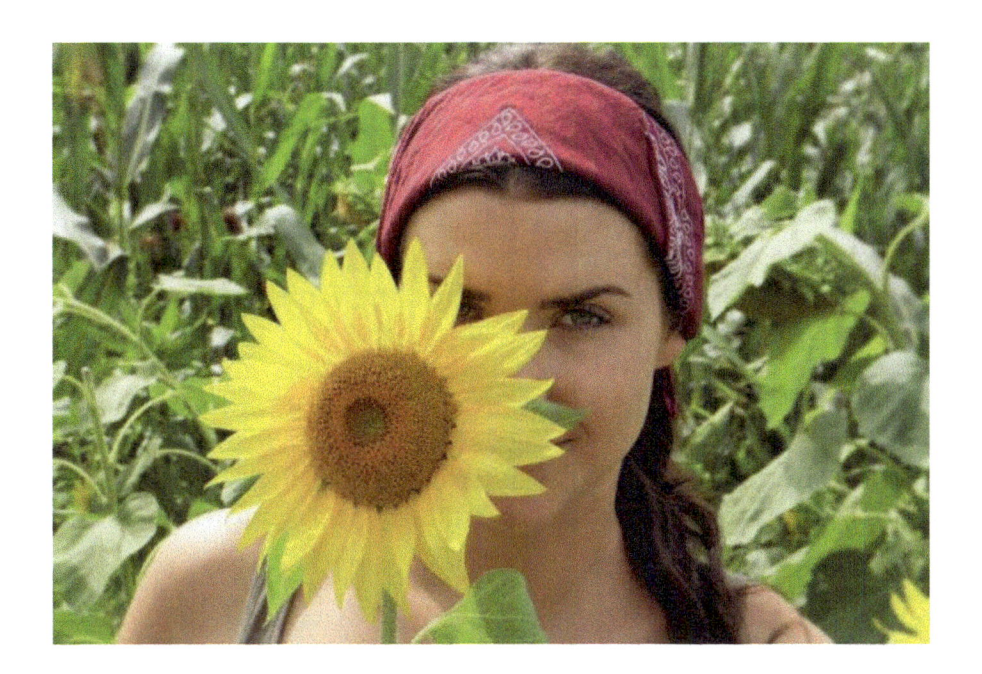

Hautzustände und ihre Bedürfnisse

Für die unreine Haut sind die folgenden vier Hautzustände maßgeblich. Den bisher gängigen Begriff „Hauttyp" hast du bestimmt schon oft gehört. Ich verwende ihn nicht gern, da sich die Haut ein Leben lang verändert und somit auch dein „Hautzustand". Je nach Pflege, Lebensumstände, Klima usw. hat deine Haut also derzeit einen bestimmten Zustand. Du hast das bestimmt schon erlebt, dass deine Haut im Urlaub durch moderate Sonne und Salzwasser besser wurde. Oder umgekehrt, durch Luftverschmutzung und Sightseeing-Stress in New York, schlechter.

Hautflora und Hautschutzmantel wirken als gemeinsame Barriere, die eine gesunde Haut gewährleistet. Ist sie intakt, schützt sie die Haut vor dem Austrocknen, gegen Reizungen, Allergien und Infektionen. Erst wenn dies nicht mehr der Fall ist, beispielsweise durch eine unzureichende, zu aggressive oder falsche Pflege, haben Keime überhaupt eine Chance in die Haut zu gelangen. Diese können Entzündungen, Infektionen und Akne hervorrufen. Es gilt also die Hautschutzbarriere stabil zu halten, um langfristig eine schöne Haut zu erhalten.

Sensible Haut erkennst du an

- schnellen Rötungen (z.B. bei Kälte/ Wärme)
- durchschimmernden Äderchen
- hellem Teint
- schnellen (negativen) Reaktionen

findest du überwiegend bei

- blonden und rothaarigen Menschen

benötigt

- milde Reinigung
- sanfte Pflege
- wenige abgestimmte Produkte
- Produkte, die die Hautschutzbarriere intakt halten
- viel Feuchtigkeit
- Schutz vor freien Radikalen

Akne bei sensibler Haut
Da die Haut sehr empfindlich ist, können sich schnell Keime und Viren entwickeln, die die Hautschutzbarriere schwächen. Tür und Tor sind offen für schädigende Bakterien und somit Hautunreinheiten. Der Hautschutzmantel muss so schnell wie möglich wieder in Lot gebracht werden. Die Pflege sensibler Haut sollte sehr sanft sein und eine gesunde Hautflora aufbauen. Entschlackende Maßnahmen wie Ölziehen helfen dabei Gifte aus dem Körper zu leiten und die Haut in Balance zu halten. Die Anleitung dazu findest du bei den Rezepturen.

Trockene Haut erkennst du an

- ungleichmäßigem Teint
- Trockenheitsfältchen
- schuppiger Hautoberfläche
- Rötungen

findest du überwiegend bei

- allen Menschen jeden Alters

benötigt

- reichhaltige Reinigung
- ausgewogene Produkte
- viel Feuchtigkeit und Lipide
- gesunde Pflanzenöle
- sanftes Peeling
- Feuchtigkeitsmasken

Akne bei trockener Haut
Hier liegt ein Mangel an Fett, Feuchtigkeit und Wasserbindevermögen der Haut vor. Sie sieht rau, schuppig und glanzlos aus. Ursache sind hormonelle Schwankungen, die du mit Kosmetik nicht ändern kannst. Du kannst deine Haut jedoch mit viel Feuchtigkeit verwöhnen. Die Produkte dürfen nicht austrocknend wirken. Regelmäßige Anwendung von Rotlicht und eine Talgfluss regulierende Pflege bringen die Haut wieder in die Balance.

Mischhaut erkennst du an

- fettiger Haut in T-Form auf Stirn, Nase und Kinn
- trockener Haut auf den Wangen
- Unreinheiten
- Pickel etc.

findest du überwiegend bei

- jungen Menschen

benötigt

- porentiefe Reinigung
- ausgewogene Produkte
- viel Feuchtigkeit
- regulierende Rohstoffe, wie z.B. ätherische Öle
- Schutz vor freien Radikalen

Akne bei Mischhaut
sieht man relativ häufig bei jungen Erwachsenen. Wie es der Name schon sagt, wechseln sich fettige Hautpartien und trockene Stellen ab. Auf den fettigen Bereichen breiten sich gern Pickel und Unreinheiten aus, da zu viel Talg produziert wird. Passende Pflegeprodukte müssen aus feuchtigkeitsspendenden und lipidhaltigen Rohstoffen (Fett) bestehen. Durch ausgewogene Pflege kann sich die Haut positiv verändern.

Fettige Haut erkennst du an

- glänzender Haut
- Unreinheiten
- Pickel etc.

findest du überwiegend bei

- jungen Menschen

benötigt

- porentiefe Reinigung
- klärende Pflege
- hautberuhigende Masken
- spezielle Pflege gegen Unreinheiten
- Rohstoffe, die die Talgproduktion regulieren

Akne bei fettiger Haut
Durch die erhöhte Produktion von Hautfett, auch Sebum genannt, ist die Haut ölig, großporig, unrein und glänzend. Stärkere Verhornungen erweitern zudem die Poren. Das überschüssige Fett liegt als Glanzfilm auf der Haut. Durch verstopfte Poren kann die Haut Fette nicht ausleiten und nicht gut atmen. Sie wirkt fahl und ungleichmäßig. Der Fettfilm ist idealer Nährboden für schädliche Bakterien, deren Stoffwechselprodukte wiederum Entzündungen, Pickel und Ekzeme auslösen können. Durch regelmäßige, sanfte und gründliche Reinigung, sowie einem wöchentlichen Peeling kannst du den Hautzustand verbessern. Dampf und Masken tun ebenfalls sehr gut. Eine leichte Pflege schützt und gibt Feuchtigkeit.

Mit diesem kurzen Überblick kannst du erste Aussagen über deinen eigenen Hautzustand treffen. Du findest deinen Hautzustand hier nicht? Ist deine Haut normal oder feuchtigkeitsarm? Dann warte auf mein Buch für „Natürliche Hautpflege bei normaler & trockener Haut". Dort findest du dann tolle Tipps und Rezepturen. Alle anderen finden im Folgenden weitere Informationen über die Begriffe, die Unreinheiten definieren und über die verschiedenen Aknetypen.

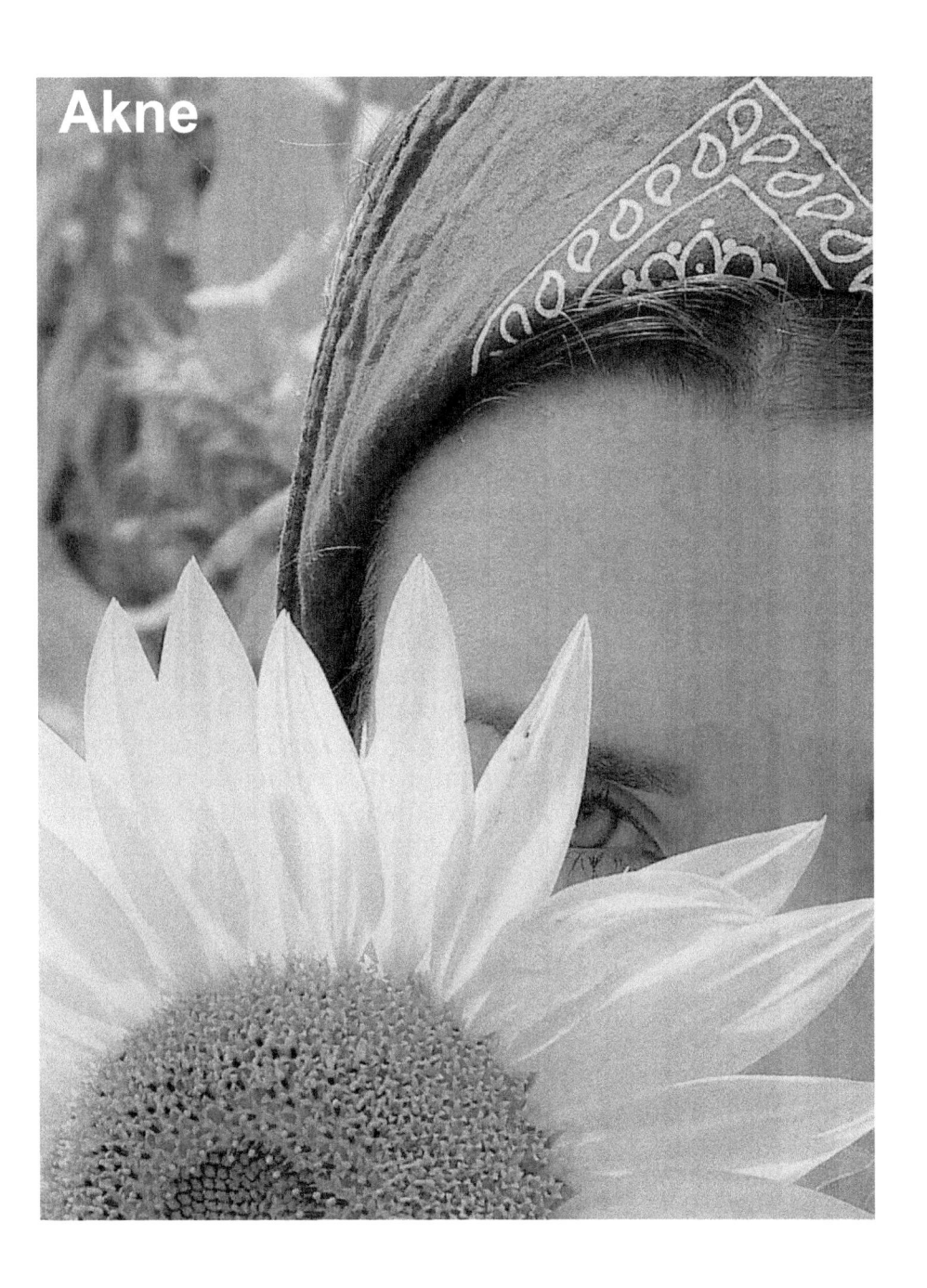

Akne

Akne

hat viele Gesichter: Von ganz wenigen, seltenen Unreinheiten, bis hin zu flächendeckenden Entzündungsherden im Gesicht und auf dem Rücken. Beides ist belastend. Als erstes möchte ich die einzelnen Bezeichnungen, die für Unreinheiten verwendet werden, erklären und kurz die Behandlung ansprechen. Pflegeanleitungen und DIY-Rezepturen findest du anschließend in Praxisteil des Buches.

Pickel, Pusteln und Eiterbläschen
sind mit Eiter gefüllte Hohlräume auf der Haut. Oft liegen die Ursachen in der Ernährung oder sind hormonell bedingt. Sie können sich über das ganze Gesicht verbreiten, leicht ausgedrückt und desinfiziert werden.

Mitesser (Komedone)
entstehen durch eine übermäßige Verhornung und Verstopfung der Talgdrüsengänge. Mitesser sind häufig in der T-Zone und bei sehr fettiger Haut zu finden. Geschlossen sind sie als gelbe Mitesser sichtbar. Der Talg-Horn-Fett Pfropf kann dann nicht nach außen abfließen und so entzündet sich die Haut sehr schnell. Wenn sich die Komedone öffnen und mit Sauerstoff in Berührung kommen, werden sie schwarz. Du kannst sie leicht ausdrücken und desinfizieren.

Knoten (Lipome)
können mehrere Ursachen haben. Meistens sind sie nur harmlose Wucherungen des Fettgewebes unter der Haut. Die Lipome können aber auch Abszesse, Entzündungen oder Zysten sein. Im jugendlichen Alter kommen sie eher selten vor. Man kann die Knoten nicht ausdrücken und man sollte die Ursache vom Hautarzt abklären lassen. Der Arzt kann den Knoten auch herausschneiden, was aber meist eine Narbe hinterlässt. Kosmetik wird hier nur pflegend eingesetzt, ohne eine Veränderung der Knoten zu bewirken.

Nässende Knötchen/ Bläschen (periorale Dermatitis, Papeln)
finden sich häufig um Kinn, Mund, Augen und Nasolabialfalte herum. Die kleinen entzündeten Knötchen entwickeln sich durch Stress, Pilze und Bakterien. Die Hautveränderung wird auch Stewardessen-Krankheit genannt, weil sich die Bläschen auch durch Überpflegen der Haut entwickeln können. Problematisch wird es, wenn man weiter cremt, da die Haut dann kaum mehr in der Lage ist, sich selbst zu helfen. Hier heißt es Creme weglassen und punktuell ätherische Öle, wie das Teebaumöl oder Manuka auftragen, bis sich die nässenden Knötchen komplett zurück gebildet haben.

Furunkel
sind schmerzhafte, eitrige Entzündungen. Sie werden von eindringenden Bakterien im Haarfollikel gebildet und sind auf der Haut als ca. 1 Zentimeter große Furunkel sichtbar. Sie können sich überall wo Haare bzw. Haarfollikel sind verbreiten. Du kannst sie vorsichtig ausdrücken und desinfizieren. Noch hygienischer und schonender ist eine fachmännische Behandlung bei einer Kosmetikerin.

Entzündungen und Abszesse
sind Entzündungen von Haarfollikeln (siehe Furunkel) oder Talgdrüsen. Sie zeigen sich als schmerzhafte, eitrige oder gerötete Stellen im Gesicht und am Körper. Am besten gehst du damit zu einer kompetenten Kosmetikerin, die die Haut fachmännisch behandelt. Zusätzlich kannst du die Stellen regelmäßig desinfizieren und punktuell mit den entsprechenden ätherischen Ölen behandeln, um den Heilungsprozess zu unterstützen.

Infektionen (infektiöse Dermatosen)
bilden sich durch Bakterien, Pilze und Viren, die in die Haut eindringen. Sie schädigen die Hautschutzbarriere. Die Haut ist an den betroffenen Stellen gerötet, juckend und manchmal auch schmerzhaft. Es können sich Blasen und eitrige Pusteln bilden. Hier ist es wichtig, Schmier-infektionen zu vermeiden, Hautflora und Hautschutzmantel wieder zu stärken und Infektionen einzudämmen. Dazu findest du viele Tipps im Praxisteil.

Quaddeln
sind leichte, juckende, rötliche oder blasse Erhebungen und Höfe auf der Haut. Genau genommen sind es Wassereinlagerungen in der Oberhaut, verbunden mit einer stärkeren Histaminausschüttung. Das wäre jetzt aber etwas langatmig zu erklären. Häufige Ursachen sind Allergien und Nesselsucht, aber auch Insektenstiche. Am besten kühlt man die Stellen und betupft sie mit einem beruhigenden ätherischen Öl, wie Lavendel.

Ausschläge
sind entzündliche Veränderungen der Haut. Symptome sind Rötungen, Schwellungen, Schuppen, Bläschen, Jucken, Brennen und Irritationen. Sie werden durch Infektionen und Allergien ausgelöst. Bei einem Ausschlag solltest du nach den vielfältigen Ursachen forschen und diese beseitigen lassen. Sonne, Hitze, Medikamente und Kontaktallergien sind nur einige Gründe, weshalb es zu Ausschlägen kommen kann. Sanfte, regelmäßige Pflege und der Hautarzt helfen.

Ekzem (Dermatitis)
bedeutet „entzündliche Reaktion der Haut". Die betroffenen Stellen jucken und sind mit Knötchen, Krusten, (nässenden) Bläschen, Schuppen und Rötungen übersät. Ekzeme treten akut oder chronisch auf. Es gibt viele verschiedene Ursachen. Hautärzte können den Grund herausfinden und je nach Ekzem eine feuchtigkeits- oder fettreiche Pflege empfehlen. Du kannst mit ausgewogener, regelmäßiger Pflege vorbeugend agieren.

Mit diesen Definitionen kannst du dein Hautbild noch besser interpretieren.

Mein Tipp

Suche dir eine erfahrene Naturkosmetikerin und lass deine Haut monatlich mit sanften Anwendungen bei ihr behandeln.

Hautunreinheiten und Akne

Um die Haut entsprechend pflegen und schützen zu können ist es gut, wenn du die Ursachen der Hautveränderungen kennst. So werfen wir hier einen kurzen Blick auf die verschiedenen Auslöser von Akne.

Akne vulgaris – gewöhnliche Akne

Für die häufigste Form der Akne sind Hormonveränderungen verantwortlich. Die Ursache kann daher nicht behoben werden, aber die Symptome. Veränderungen im Hormonhaushalt finden hauptsächlich in der Pubertät oder späterem jugendlichen Alter, beim Absetzen der Pille, oder bei einer Schwangerschaft statt. Viele junge Frauen nehmen für eine schöne Haut die Pille oder die Hormonspirale. Oft kommt die Akne vulgaris dann erst zum Vorschein, wenn die Pille abgesetzt und die Spirale entfernt wird, da sich dadurch der Hormonspiegel verändert. Unreinheiten äußern sich auch manchmal in der Mitte des Zyklus oder kurz vor und während der Regelblutung. In dieser Zeit wird von den Talgdrüsen mehr Fett produziert. Von den Unreinheiten betroffen sind vor allem das Gesicht, der Hals, der Rücken und das Dekolleté.

Beim Mann kann die verstärkte Bildung von Androgenen (ein männliches Sexualhormon) Unreinheiten verursachen. Dadurch wird gleichzeitig die Talg- und Hornzellenproduktion angeregt. Viele junge Männer sind von Akne betroffen, oftmals sogar sehr stark. Dies zeigt sich in Pickeln, Pusteln, Mitessern, Entzündungen und infizierten Knoten. Talg und übermäßige Verhornungen verstopfen die Ausgänge. Somit wird die Ausscheidung des überschüssigen Talgs verhindert und die Haut entzündet sich. Durch eine instabile Hautschutzbarriere kommen Keime und Bakterien in die Haut und verursachen weitere Infektionen.

Daher ist das gründliche Reinigen der Haut morgens und abends so bedeutend für eine reine Haut. Schmerzhafte Knoten und

Abszesse solltest du nicht ausdrücken. (siehe Hautpflegeplan), damit sich keine Narben bilden. Bitte gehe damit zu einer erfahrenen Kosmetikerin. Ärzte empfehlen oft die Einnahme von Antibiotikum, kortisonhaltigen und antibiotischen Cremes und Tinkturen, um die Bakterien auf der Haut abzutöten. Leider werden dabei auch die wichtigen und guten Bakterien abgetötet. Die Hautschutzbarriere ist dann nicht mehr intakt und somit leicht angreifbar. Und die Einnahme von Antibiotikum führt zusätzlich oft zu Magenproblemen. Alternativ sind ätherische Öle wichtige Helfer, die die Hautschutzbarriere und den Magen nicht unnötig belasten. Sie sind ca. 10 Minuten nach dem Auftragen in der Blut- und Lymphbahn nachweisbar, regulieren die Talgproduktion und wirken in der Tiefe. (Siehe Rohstoffe und Rezepturenteil)

Mallorca-Akne (Sonnenallergie) - exogene Akne
Mallorca-Akne entsteht, wenn man sich zu sehr der Sonne aussetzt. Die Haut sollte im Frühjahr unbedingt langsam an die Sonne gewöhnt werden, um einen eigenen Lichtschutz aufbauen zu können. Und sie sollte durch eine Creme mit passendem Lichtschutzfaktor gegen ultraviolette Strahlen (UV) geschützt sein. Es gibt UVA und UVB Strahlen. Der Unterschied liegt im Wellenlängenbereich. UVA Strahlen gehen tief in die Haut, UVB sind gefährlich für die Hautoberfläche. Je heller die Haut, desto höher darf der Lichtschutzfaktor sein.

Die Haut verdickt sich bei Sonneneinfluss durch UV-Strahlen und bildet eine Lichtschwiele, um diese nicht durchzulassen. Als Lichtschwiele bezeichnet man die Verdickung der Hornhaut die als Bräunung sichtbar wird und im Grunde ein Schutz-mechanismus, vor allem gegen UVB Strahlen, ist. Wenn UVB-Strahlen tiefer in die Haut eindringen, bildet die Haut Melanin. Dieses Pigment verursacht die Bräune, die wiederum als Schutz wirkt. Sehr helle Menschen haben wenig Melanin, d.h. auch wenig Schutz.

Durch die UVA Strahlen bilden sich freie Radikale im Körper. Diese „ungebundenen Moleküle" können gesunde Zellen zerstören. Dadurch entstehen Erkrankungen von Haut und Körper. Zusätzlich verbinden sich freie Radikale mit Fetten aus Sonnencreme, Kosmetik und hauteigenem Talg. Das kann dann zu juckenden Entzündungen, Quaddeln, Ausschlägen, nässende Knötchen und Ekzemen führen; der sogenannte Mallorca-Akne oder Sonnenallergie. Davon betroffen sind vor allem unbedeckte Körperpartien.

Vorbeugend wirken Schatten, die Haut langsam an die Sonne gewöhnen, ein hoher Lichtschutzfaktor und Pflege- sowie Sonnenschutzmittel ohne aggressive Emulgatoren, Mineralöle und Silikone.

Einfach zu merken ist folgende Formel bezüglich UVA und UVB Strahlen:

UV**A** steht für das schnelle **Altern** der Haut.

UV**B** steht für den Sonnen**brand** der Haut.

Daher brauchen wir Sonnencremes, die gegen beides schützen.

Beruhigen kann man die Mallorca-Akne mit entzündungshemmenden Quarkwickeln, Kamillen-teeauflagen, kühlenden Eispacks und ätherischem Lavendelöl.

Abgesehen von der Mallorca-Akne ist zu viel direkte Sonne weder für die Haut, noch für die Gesundheit gut. In dem du in der prallen Sonne liegst, kannst du den Hautschutzmantel **irreparabel** schädigen. Tiefbraune Haut sieht vielleicht noch gut aus, wenn man jung ist, vielleicht... Mit zunehmendem Alter wirkt die Haut verbraucht, schrumpelig und Feuchtigkeit fehlt sichtbar. Ich denke da an meine Tante aus Süddeutschland; einfach gruselig. Ihre Haut ist rau und hart, was sich gar nicht schön anfühlt. Und leider gibt es da kein zurück.

Auch Hautkrebs ist inzwischen weit verbreitet, weil früher das Wissen und auch die Produkte mit einem hohen Lichtschutz fehlten. Heute muss man Volljährig sein, um ins Solarium zu dürfen! Inzwischen ist die Forschung über Reaktionen der Haut auf UV-Strahlen weit vorangeschritten. Es liegt in deiner Hand die Informationen für dich zu nutzen. Bitte schütze deine Haut gegen zu viel Sonne. Es gibt inzwischen viele Hersteller natürlicher Sonnenschutzprodukte. Bei unreiner Haut verwendest du Gele oder Sprays mit wenig Fetten und hohem Lichtschutzfaktor (30). Produkte mit leichter Konsistenz führen weder zu Unreinheiten noch zur Mallorca-Akne. Deine Hautpflegeprodukte trägst du dann am Abend auf, nachdem du die Sonnencreme wieder gründlich abgeduscht hast. So verhinderst du Kombination mit zu viel Fett, die der Haut nicht guttun.

Mein Tipp

Raus aus der Sonne. Ein bisschen Bräune zeigt, dass deine Haut gesund und geschützt ist. Mehr ist gefährlich. Ohne Sonnencreme solltest du nur 15 Minuten in der Sonne bleiben. So kannst du von der Sonne sogar profitieren, denn Vitamin D, das für den Körper sehr wichtig ist, kann in dieser Zeit durch die Sonnenstrahlen gebildet werden. Und auch im Schatten wirst du braun.

Untersuchungen zeigen, dass auch Haushaltsreiniger, Waschmittel und Parfüm in Verbindung mit Sonne die Mallorca-Akne auslösen können. Wenn du eine empfindliche Haut hast, lohnt es sich, dass du dich mit den Inhaltsstoffen der verwendeten Mittel auseinandersetzt, um deine Haut zu schützen. Bedenkliche Inhaltsstoffe von Kosmetika werden im Buch beschrieben.

Akne medicamentosa: Akne durch Medikamente - exogene Akne

Unreinheiten werden auch durch Einnahme von Medikamenten verursacht. Bei Absetzen der Medikamente klingen die Pickel und Pusteln schnell wieder ab. Hauptverursacher sind Kortison-,

Vitamin B und jodhaltige Präparate, Antidepressiva, Anabolika, die Pille, Schlaf- und Beruhigungsmittel mit Brom. Meine Haut wurde ganz hart, Unrein und trocken, als ich eine Narkose bekam und über eine längere Zeit Schmerzmittel nehmen musste. Während der Medikamenteneinnahme kannst du deine Haut mit einer sanften, natürlichen Pflege unterstützen.

Akne cosmetica: Akne durch Kosmetik bzw. chemischer Substanzen - exogene Akne

Rasierschaum, minderwertiges Make-up, konventionelle Sonnencremes (siehe Mallorca-Akne), Chlor und Erdölprodukte können zu Akne führen. Und das sind nur einige von vielen synthetischen Stoffen, die zu Hautreizungen und Hautproblemen führen können.

Je mehr ein Reinigungsprodukt oder ein Rasierschaum schäumt, desto aggressivere Waschsubstanzen sind darin enthalten. Ist die Hautschutzbarriere angegriffen, wirken sich diese Substanzen negativ auf die Haut aus.

Make-up auf Basis minderwertiger Erdölprodukte (Mineralöle, Vaseline) und synthetischer Farbstoffen verstopft die Poren und lässt die Haut nicht mehr atmen. Die Folge sind weitere Unreinheiten, die mit noch mehr Make-up abgedeckt werden. Vorteilhafter ist ein natürliches Make-up. Eines ohne synthetische Duft- und Konservierungsstoffe, Chemikalien und Paraffinöle. Die Unreinheiten sollen abgedeckt werden, ohne die Haut zu belasten. Dann kann sie atmen, bewährte Rohstoffe wie Pflanzenöle und ätherische Öle aufnehmen, sowie Fette und Talg ausscheiden. Mehr über kosmetische Inhaltsstoffe (INCI) erfährst du auf den nächsten Seiten.

Auch Wasser kann einen austrocknenden Effekt auf die Haut haben. Wenn du öfter schwimmen gehst, hast du das bestimmt schon gemerkt. Der PH-Wert des Wassers liegt bei etwa 7. Ein gesunder Wert der Haut bei maximal 5,9. Chlorhaltiges Wasser greift die Haut zusätzlich an. Chlor hält das Wasser möglichst keimfrei, kann aber in die Haut eindringen und sie schädigen. Daher die Haut nach dem Schwimmen immer gut mit Duschbalsam waschen und anschließend eincremen.

Aknenarben

In besonders schweren Fällen des Akneverlaufs und wenn Unreinheiten unsachgemäß behandelt und ausgedrückt werden, können sich Narben bilden. Dagegen sind vorbeugende Maßnahmen besonders wichtig.

Durch schädigende Bakterien, die bei falschem Ausdrücken oder einer Verletzung der Haut in die Talggänge gelangen können, werden Fette und Entzündungen produziert und das umliegende Gewebe zerstört. Der Körper versucht dann, neues Gewebe so schnell wie möglich wieder aufzubauen. Dabei kann sich schlecht durchblutetes, hartes, grobes Ersatzgewebe bilden, das als Auswölbung, Vertiefung und Rötung ziemlich auffällt. Vorbeugend wirken eine gründliche tägliche Reinigung morgens und abends und die hygienische Ausreinigung der Pickel, wie sie im Pflegeplan beschrieben ist. Zudem ist es notwendig, frühzeitig die richtigen Pflegeprodukte anzuwenden und eine Naturkosmetikerin, die die Haut monatlich fachgerecht behandelt, aufzusuchen. Bei besonders schweren Fällen hilft nur noch der Gang zu einem guten Hautarzt. Da solltest du nicht zu lange zögern. Narben, die nach innen gezogen und eingesunken sind, nennt man atrophische Aknenarben. Dabei werden im Verlauf der Wundheilung zu wenig Gewebe und Fasern gebildet. Verdickungen und Verhärtungen nennt man hypertrophe Aknenarben. Zu viel Gewebe wird gebildet, welches aber nicht die gleiche Struktur wie die umliegende Haut besitzt. Feuchtigkeitsregulierung, Durchblutung und Ausscheidung der Haut sind stark eingeschränkt. Diese Hautpartien bilden keine Talg- und Schweißdrüsen mehr. Auch Haarfollikel können betroffen sein. Deshalb ist an diesen Stellen der Bartwuchs beim Mann nur noch bedingt möglich. Es gibt gute Methoden, um beide Narbenarten wieder zu entfernen, beispielsweise Laser- oder Vereisungsbehandlung, die vom Hautarzt ausgeführt werden. Die Narbenentfernung gelingt inzwischen recht gut. Starke Narben können leider nur unauffälliger gemacht, nicht aber komplett entfernt werden. Sie sind unter Umständen ein Leben lang sichtbar. Die ärztliche Behandlung kannst du zuhause mit einer sanften Feuchtigkeitspflege unterstützen. Hierfür ist eine Massage mit reinem Wildrosenöl (also 100% Hagebuttenöl) besonders geeignet, um das Gewebe wieder elastischer und folglich feiner und weicher zu machen. Ergänzend entstaut eine Lymphstimulation (siehe Maske mit Pflanzen-wässern) die Haut und fördert die Ausscheidung von Schlacken. Gewebeflüssigkeit wird auf diese Weise wieder dem Blutkreislauf zugeführt. Die Haut erholt sich und Poren werden wieder feiner.

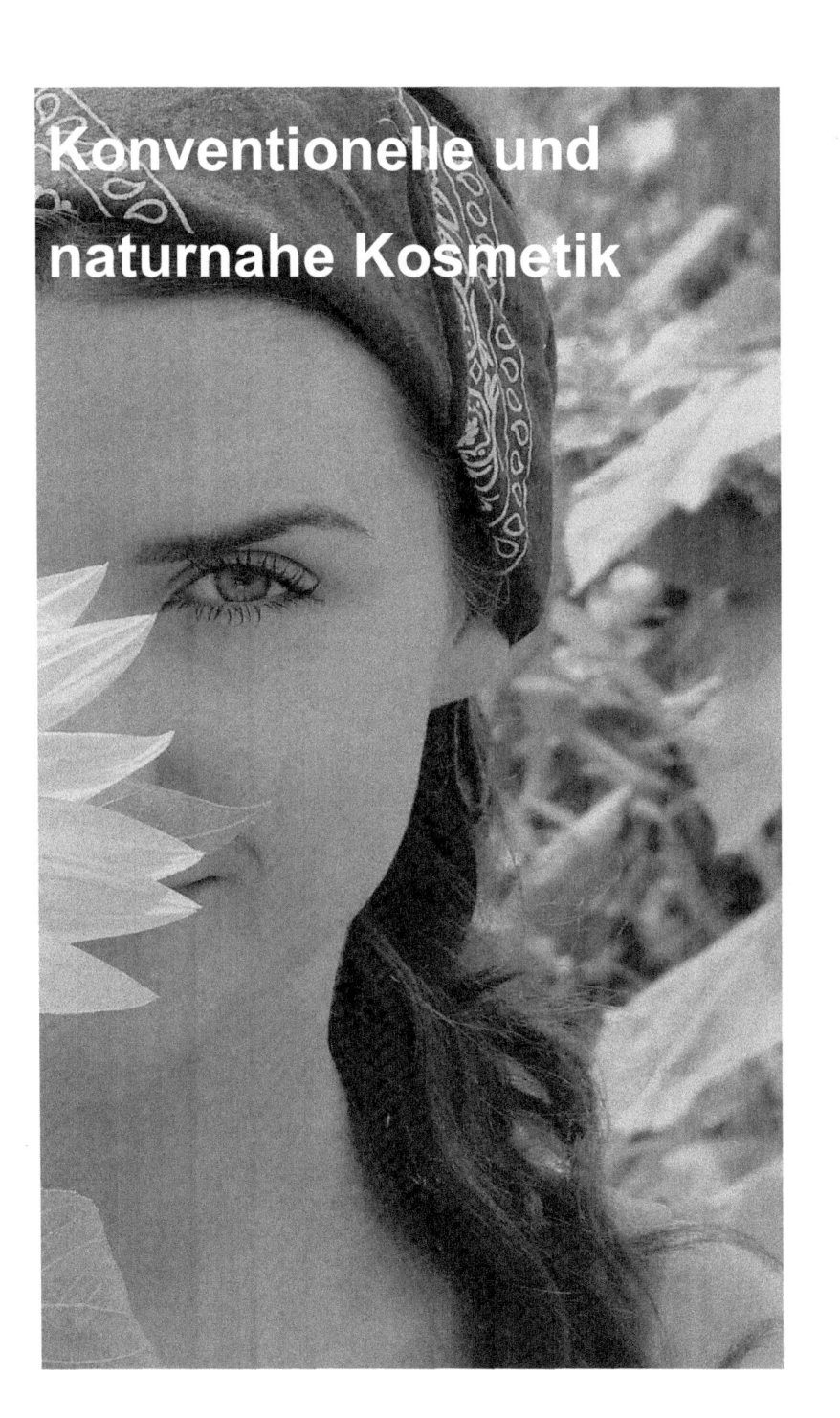

Konventionelle und naturnahe Kosmetik

Konventionelle und naturnahe Kosmetik

Darunter versteht man handelsübliche Kosmetik, die in Supermärkten, Drogerien, Parfümerien, im Internet und über Direktvertrieb erhältlich ist. Sie kann extrem günstig, aber auch sehr hochpreisig sein. Die Hersteller können eine Fülle an Rohstoffen nutzen. So findest du in den Produkten rein synthetisch hergestellte Rohstoffe, die es in der Natur gar nicht gibt, genauso wie der Natur nachempfundene Stoffe (sogenannte naturnahe Rohstoffe) aus dem Labor. Sie enthalten sowohl tierische (von gequälten und getöteten Tieren), als auch rein pflanzliche Inhaltsstoffe, raffinierte Öle und sogar Mikroplastik. Einige Inhaltsstoffe greifen den Hautschutzmantel an und zerstören ihn: Bekannt geworden sind Formaldehyd und Aluminium.

Die vielen Chemikalien führen zu Allergien, unreiner Haut und anderen unerwünschten Nebenwirkungen. Weder auf die Umwelt, noch auf Fair Trade muss bei der Produktion Rücksicht genommen werden. Die Gefahr, Haut und Umwelt negativ zu beeinflussen besteht heute noch. Beim rosa wie beim blauen Topf (Tiegel) und vielen weiteren auch….Rate mal, wen ich da meine…

Es hat lange gedauert, bis Kosmetikhersteller die Inhaltsstoffe ihrer Produkte deklarieren mussten. Erst 1997 wurde die Deklarationspflicht für Produktinhaltsstoffe in den EU-Ländern eingeführt. Der sogenannte INCI (International Nomenclature of Cosmetic Ingredients) dient den Verbrauchern als Schutz und ist ideal für Allergiker, denn Sie können in ihrem Allergiepass nachschauen, ob sie alle Inhaltsstoffe eines Produktes vertragen. Die Inhaltsstoffe (Ingredients) werden in absteigender Reihenfolge auf den Produkten angegeben. Je mehr von einem Rohstoff enthalten ist, desto weiter oben steht er in der INCI-Liste. Die lateinische Angabe ist vorgeschrieben. Seriöse Kosmetikhersteller verwenden zusätzlich die englische oder deutsche

Erklärung. Durch die Deklarationspflicht, Verbraucher-Apps, Stiftung Warentest und Ökotest, die die Inhaltsstoffe analysieren, kann sich mittlerweile auch der Laie genauestens informieren. Und das ist bitter nötig! Denn nicht alles, was in Kosmetik drin ist, ist auch gut für die Haut.

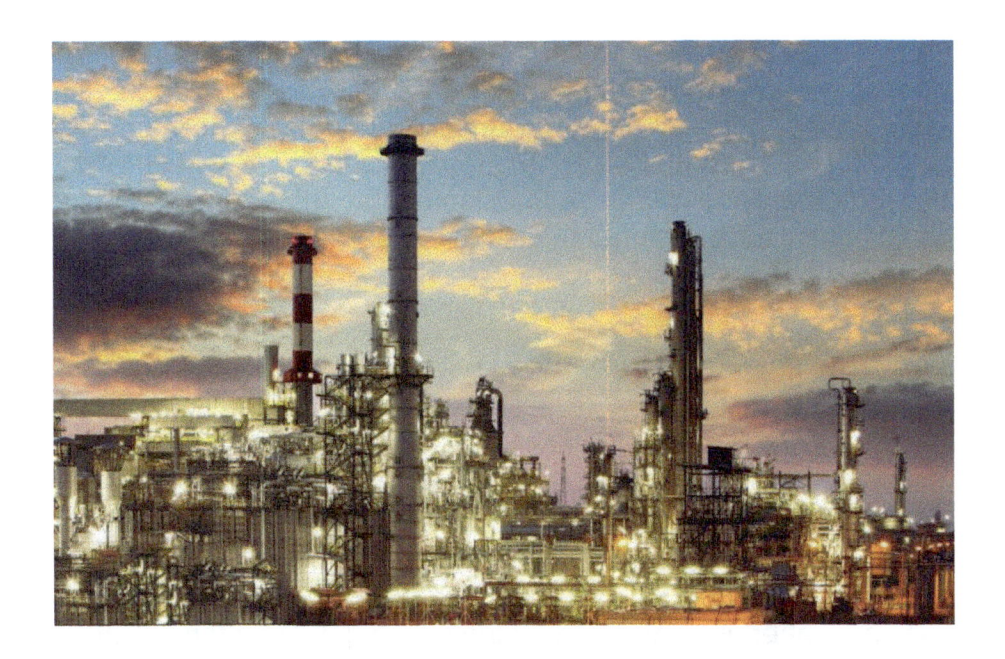

Inhaltsstoffe konventioneller Kosmetik

Aus den vielen kritischen Inhaltsstoffen konventioneller Kosmetik, habe ich diejenigen ausgewählt, die für die junge, unreine Haut nicht genutzt werden, bzw. genauer betrachtet werden sollten. Die konventionelle Kosmetik kann auf tausende Rohstoffe zurückgreifen. In den Produkten finden sich Pflanzenrohstoffe, Material von toten Tieren und synthetische Inhaltsstoffe aus dem Labor. Die Fülle ist groß und die Auswirkungen auf Haut und Körper ebenfalls. Im Folgenden sind nur einige gut erforschte Inhaltsstoffe genannt, die du unbedingt kennen solltest. Die beigefügten Produktlisten haben keinen Anspruch auf Vollständigkeit, denn der Kosmetikmarkt ist sehr dynamisch und bietet immer wieder neue Inhaltsstoffe und Produkte.

Tenside

dienen hauptsächlich dazu, die Haut zu reinigen. Sie können auch als Emulgator und Lösungsmittel eingesetzt werden. Sie sind in der Regel recht aggressive waschaktive Substanzen. Je mehr ein Produkt schäumt, desto aggressiver wirken die Tenside auf die Haut. So findest du zum Beispiel Sodium laureth sulfat in vielen stark schäumenden Reinigungsprodukten und Shampoos. Damit kann man aber auch große Industriemaschinen entfetten....Starke Tenside machen die Haut durchlässig. Das Problem an der Sache ist, dass dadurch auch Schadstoffe in die Haut eindringen können, die Allergien auslösen. Manche Wissenschaftler warnen vor den Umweltschäden durch Tenside. Andere sagen, dass Tenside zumindest teilweise abbaubar sind. Bezüglich der Umwelt ist es also im Augenblick noch strittig, ob Tenside biologisch abbaubar sind oder nicht.

Tenside verbergen sich unter den Begriffen:

Sodium laureth sulfat, Sodium lauryl sulfat, Mipa-Laureth Sulfate, Laureth-4,

Natriumlaurylethersulfat, Alkylbenzolsulfonate, Alkylpolyglycoside, Esterquats und Fettalkoholethoxylate. Es gibt sehr viele Bezeichnungen dafür, so dass diese Auflistung nicht vollständig ist.

Produkte, die Tenside enthalten:
Gesichtsreinigung, Duschbalsam, Badeöl, Shampoo, Spülung, Seife, Zahnpasta, Augen Make-up Entferner, Haarpflegeprodukte, Rasierschaum, etc.

Vorteile	**Nachteile**
Günstig	Hautreizend
Lange haltbar	Potentiell umweltbelastend
Gleichbleibende Qualität	Potentiell krebserregend
	Hautschutzbarriere wird geschwächt

Erdölprodukte

Die sogenannten „Erdölderivate" werden aus Erdöl gewonnen und sind sehr oft als Basis in konventioneller Kosmetik zu finden. Dazu zählen Mineralöle, Silikone und Polyethylenglykol (PEG), auf die ich im Folgenden eingehen werde.

Mineralöle

Die braune, stinkende Masse aus der Erde wird zwischen 120 und 250 Grad raffiniert, so dass ein durchsichtiges, geruchloses Öl entsteht. Mineralöl wird als Ersatz für hochwertige, teure pflanzliche Öle verwendet. Es liegt auf Haut oder Haar wie ein Film und lässt die Haut prall und die Haare glänzend wirken.

Langfristigen Nutzen bieten Produkte auf Erdölbasis nicht. Die Haut wird abgedichtet und die Poren verschlossen, weil das Öl auf der Hautoberfläche verbleibt. Sie kann dadurch weder richtig atmen, noch Nährstoffe aufnehmen oder Talg und Fette ausscheiden. Da wichtige Hautstoffwechselprozesse durch das Mineralöl unterbunden werden, kommt es in der Folge zu Unreinheiten, fahler und schlecht durchbluteter Haut. Momentan wird ein Mineralöl namens MOAH (Mineral Oil Aromatic Hydrocarbons) erforscht. Stiftung Warentest stellte den aromatischen Kohlenwasserstoff MOAH in allen Mineralölcremes fest. Er steht unter Verdacht krebserregend zu sein, sich im Körper anzureichern und Knoten zu bilden. Mineralöle in Lippenstiften und Lippenpflegestiften wirken sich besonders negativ aus. Fährst du mit der Zunge über die Lippen, können Mineralöle in den Körper gelangen. Bisher weiß die Wissenschaft nur, dass der Körper das Öl nicht abbauen kann. Negative Langzeitfolgen sind derzeit nicht erforscht.

Es gibt viele Begriffe, hinter denen sich Mineralöle verbergen. Daher ist es nicht ganz leicht, diese aus der INCI Liste herauszufinden:

Paraffininum Liquidum , Paraffin, Isoparaffin, Paraffinum Subliquidum, Meneral Oil, Mineral Spirits, Cera Microcristallina, Microcrystaline Wax, Synthetic Wax, Ceresin, Diisopropyl Adipate, Isohexadecane, Ozokerit, Vaseline, Petrolatum, Weißöl und Melkfett.

Silikone
werden aus Erdöl gewonnen und ersetzen ebenfalls wertvolle Pflanzenöle in der Kosmetik. Der Kunststoff Silikon hat die gleiche negative Wirkung wie Mineralöl für Haut und Haar. Die Haut wirkt anfangs prall und glatt. Auf Dauer verstopfen Poren und Unreinheiten können auftreten. Zunächst macht es das Haar geschmeidig, glänzend und gut kämmbar, längerfristig jedoch brüchig, trocken, schwer und kraftlos.

Silikone kann man leicht erkennen, denn sie enden meistens mit „cone": Dimethicone, Methicone, Cyclomethicone und Polysiloxane.

Vielleicht lässt es dich aufhorchen, wenn du erfährst, dass man aus Mineralöl Kerzen herstellt, Vaseline als Korrosionsschutz verwendet, mit Silikon Fugen abgedichtet und Kuchenformen produziert werden. Verwunderlich, was das in der Kosmetik zu suchen hat, oder?

Folgende Produkte enthalten Mineralöle und Silikone:

Shampoo, Spülung, Duschbalsam, Sonnencreme (wasserfest und wasserlöslich), Maske, Hautcreme, Fluid, Gel, Make-up, Eyeliner, Lippenpflegeprodukt, Lippenstift

PEG (Polyethylenglykol)
sind Erdölderivate oder werden aus Palmöl hergestellt. Sie haben viele Aufgaben in einem Kosmetikprodukt. Sie dienen als Grundlage für Salben und Cremes, als Tensid, Feuchthalte- und Bindemittel, sowie als Weichmacher und Emulgator. Ein Emulgator verbindet Fett- und Wasseranteile eines Produktes. PEGs machen die Haut durchlässig und fördern Allergien. Außerdem emulgieren PEGs auf der Haut weiter und zerstören so das hauteigene Fett, die Haut wird immer trockener.

Sie sind gut zu erkennen, denn sie tragen „PEG" oder „eth" im Namen:

PEG-7, PEG-40, PEG-90, PEG-200, Ceteth, Ceteareth-8, uvm.

Es gibt Unmengen von PEGs in konventionellen Produkten. Daher bitte ich dich den INCI ganz besonders aufmerksam zu lesen und Produkte mit PEGs nicht zu verwenden. Das ist der beste Hautschutz.

PEGs findest du in

Shampoo, Duschgel, Seife, Schaumbad, Zahnpasta, Sonnenschutzmittel, Maske, Salbe, Gel, Hautcreme

Zusammenfassend für Erdölderivate gilt:

Vorteile	Nachteile
Günstig	Hautirritierend (PEG)
Werden nicht ranzig	Hautreizend (Silikon)
Lange haltbar	Verstopfen die Poren
Gleichbleibende Qualität	Führen zu Unreinheiten, Akne
	Umweltschädigend
	Potentiell krebserregend
	Lagern sich im Körper ab
	Totes Material

Konservierungsstoffe

Parabene

sind Konservierungsstoffe, die ein Produkt lange haltbar machen. Sie stehen im Verdacht, hormonelle Veränderungen zu fördern, da sie dem weiblichen Hormon Östrogen sehr ähnlich sind. Parabene lagern sich im Körper ab. Sie werden mit vielen Krankheiten, verschiedene Krebsarten und verfrühter Pubertät in Verbindung gebracht. Dafür gibt es wissenschaftliche Nachweise.

Glücklicherweise sind Parabene schnell auf der INCI Liste zu identifizieren, denn sie enden stehts mit „paraben":

Butylparaben, Methylparaben, Ethylparaben, Propylparaben, Isopropylparaben, Isobutylparaben

Folgende Produkte enthalten Parabene:

Shampoo, Duschgel, Reinigungsprodukt, Seife, Deodorant, Sonnenschutzmittel, Körperspray, Lippenstift, Hautcreme

Vorteile	**Nachteile**
Günstig	Allergen
Lange haltbar	Hormonverändernd
Gleichbleibende Qualität	Potentiell krebserregend
	Lagert sich im Körper ab
	Krankheitsverursacher

Vergällter Alkohol – denaturierter Alkohol

wird in Kosmetikprodukten zur Konservierung und als Lösungsmittel verwendet. „Vergällt" bedeutet, dass Alkohol denaturiert, also mit chemischen Stoffen und Phthalaten ungenießbar (=vergällt) gemacht wird. Dadurch kannst du ihn nicht trinken und die Kosmetikfirma muss keine Alkoholsteuern bezahlen. Vergällter Alkohol hat keinen Nutzen für die Haut und sollte daher in Pflegeprodukten nicht vorkommen.

Vergällter Alkohol wird wie folgt deklariert:

Alcohol denat., Ethanol, denat. Ethyl Alcohol, Methanol, Isopropyl Alcohol, Isapropanol, SD Alcohol und Benzyl Alcohol

Er ist in vielen Produkten enthalten:

Make-up, Lotion, Fluid, Gesichtswasser, Eau de Toilette, Eau de Parfum, Deodorant, Haut-, Haar- und Zahnpflegeprodukte, After-Shave

Vorteile	**Nachteile**
Günstig	Hautschädigend
Lange haltbar	Austrocknend für Haut und Haare

Glycerin

kann sowohl synthetisch hergestellt werden, als auch natürlich in Pflanzen vorkommen. Da Glycerin in vielen Pflanzen vorkommt, müsste man diese raffinieren, um eine glycerinfreie Kosmetik zu produzieren. Die Kosmetik verliert durch diesen Prozess an Wirkkraft, denn pflanzliches Glycerin dient als Transportmittel für die guten ungesättigten Fettsäuren und die Fettbegleitstoffe in den Pflanzenölen. Nur so können wir von den gesunden Inhaltsstoffen der Öle profitieren. Glycerin dient der Haut als Feuchtigkeitsbinder, macht sie weich und elastisch. Hier macht die Dosis das Gift. Ein Zuviel an synthetischem Glycerin trocknet die Haut aus. Pflanzliches Glycerin ist deutlich besser als sein Ruf. Leider kann man im INCI den Ursprung des Glycerins nicht erkennen.

Glycerin wird wie folgt deklariert:

Glycerin, Glycerol, Glycerinstearat, 1,2,3-Propantriol

Du findest Glycerin in:

Duschgel, Shampoo, Seife, Reinigungsmilch, Rasierschaum, Hautcreme, Fußcreme

Vorteile	**Nachteile**
Günstig	Austrocknend in höherer Dosierung
Feuchtigkeitsbindend	

Palmöl

Auch bei Palmöl ist der Ruf schlechter als das Öl selbst. Das Hauptproblem bei Palmöl entsteht durch seine Gewinnung. Es werden nach wie vor tropische Urwälder gerodet, um Platz für Palmölplantagen zu schaffen. Durch die Monokulturen wird die biologische Artenvielfalt gefährdet. Die Palme wächst schnell. Aus ihrem Fruchtfleisch und den Kernen kann viel Öl gewonnen werden. Der Anbau ist sehr effizient, da auf einer kleinen Fläche viel Öl gewonnen werden kann. Das macht es günstig. Palmöl ist in sehr vielen Lebensmitteln enthalten. Ich denke da an eine spezielle Schokocreme fürs Frühstückbrötchen… Palmöl wird auch in konventioneller und in natürlicher Kosmetik verwendet. Für die Hautpflege ist es eine preiswerte, natürliche Basis für Cremes und ein guter Emulgator, wirkt antioxidativ und rückfettend.

Um Naturschutz und Menschenrechte zu verbessern, wurde der RSPO (Runder Tisch für nachhaltiges Palmöl) gegründet. Palmöl mit RSPO Zertifizierung stammt angeblich nicht von gerodeten Flächen. Die Kosmetikhersteller können dem Konsumenten dafür einen Nachweis vom RSPO liefern. Zertifizierte Naturkosmetik nutzt in der Regel Palmöl über den RSPO. Dennoch ist dieser „Runde Tisch" sehr kritisch zu betrachten, da dort auch Firmen mitwirken, die definitiv nichts für den Umweltschutz tun, um es noch milde auszudrücken. Allerdings ganz auf Palmöl zu verzichten, würde bedeuten, dass andere Arten von Ölpalmen für die Lebensmittel- und Kosmetikindustrie angebaut werden. Da deren Ertrag nicht so hoch ist, würden jedoch noch mehr Regenwälder zerstört. So wäre ein Verzicht kein Schutz für die Umwelt, sondern ein Schaden.

Eine Tatsache lässt sich allerdings nicht ausblenden: Dort wo jetzt Palmölplantagen wachsen, waren früher Regenwälder.

Palmöl ist in folgenden Produkten enthalten:

Haarpflegeprodukte, Seife, Gesichtscreme, Körpercreme, Maske, Lippenbalsam, Lippenstifte, Abdeckstift, Mascara, Make-up

Erkennen kannst du Palmöl unter den Bezeichnungen:

Cetearyl Alcohol, Emulsifiers E471, Glyceryl Stearate oder Stearic Acid, „palm" und „palmitate"

Vorteile	**Nachteile**
Günstig	Umweltzerstörung
Rückfettend	
Natürlich	
Antioxidant	

Chemische UV-Filter und UV-Absorber

sind Stoffe, die unsere Haut vor UV-Strahlen schützen sollen. Sie wirken sich auf den Hormonhaushalt aus, was sich gerade bei jungen Menschen in der Entwicklungs-phase negativ auswirken kann. UV-Filter und UV-Absorber können Allergien auslösen und stehen im Verdacht krebserregend zu sein. Sie blockieren die Bildung von Vitamin D, welches vor allem für unsere Knochen ein wichtiges Vitamin ist. Der Körper bildet Vitamin D bereits in 15-30 Minuten in der Sonne. Das heißt, moderates „Sonnenbaden" tut deiner Gesundheit gut. Mit hautfreundlichen, zertifizierten Sonnencremes kannst du deine Haut gegen UV-Strahlen schützen.

UV-Filter und Absorber verbergen sich hinter den Bezeichnungen:

Ethylhexyl, Methoxycinnamate, Benzophenone, uvm.

Sie sind in folgenden Produkten enthalten:

Schaumfestiger, Haarspray, Haarkur, Haarlack, Shampoo, Hautcreme, Handcreme, Lippenbalsam, Make-up, Sonnenschutzmittel

Vorteile	Nachteile
Günstig	Hautreizend
Lange haltbar	Hormonverändernd
Gleichbleibende Qualität	Potentiell krebserregend
UV-Schutz	Allergen
	Blockiert Vitamin D Bildung

Parfüm und Duftstoffe

sind in den meisten Kosmetikprodukten enthalten, da wir ja alle gut riechen möchten. Deklariert werden synthetische, tierische und natürliche Duftstoffe unter dem Begriff „Parfum". Potentiell allergieauslösende Stoffe müssen einzeln deklariert werden. Allergien können bei Duftstoffen, egal welcher Herkunft, nicht ausgeschlossen werden. Leider wird bei der EU-Gesetzgebung nicht zwischen synthetischen, tierischen und natürlichen Duftstoffen unterschieden. Die Wechselwirkung einzelner Duft- und Inhaltsstoffe in einem Produkt, werden ebenfalls nicht bewertet.
Über Duftstoffe und deren Wirkungen auf den Menschen, den Körper und die Umwelt ließe sich ein ganzes Buch schreiben.

Synthetische Duftstoffe sollten gar nicht verwendet, oder wenn, dann nur auf die Kleidung gesprüht werden. In Kosmetikprodukten haben synthetische Duftstoffe keine positive und pflegende Wirkung auf die Haut. Daher gehören sie nicht in Produkte, die in die Haut eindringen.
Tierische Duftstoffe, wie Moschus und Amber, werden heute nicht mehr verwendet, sondern synthetisch nachgebildet. Statt tierischem Moschus, werden synthetische nitro- und polyzyklische Moschusverbindungen als Ersatz verwendet. Diese haben jedoch hochproblematische Eigenschaften (siehe Vor- und Nachteile).

Pflanzliche Duftstoffe, haben hingegen positive körperliche und seelische Wirkungen. Beispielsweise erfreut das ätherische Öl Lavendel durch seinen blumig-krautigen Duft, wirkt antiviral und antibakteriell auf der Haut und beruhigend für die Psyche. Im Augenblick lässt sich durch den INCI nicht erkennen, ob die Duftstoffe eine positive oder negative Wirkung auf Haut und Körper haben könnten.

Deklaration von Duftstoffen:

Duftmischungen, Parfum, Fragrance

Allergene sind:

Alpha-Isomethyl Ionone, Benzyl Alcohol, Benzyl Salicylate, Citral, Citronellol, Geraniol, Hexyl Cinnamal, Linalool, Limonene.

Synthetische nitro- und polyzyklische Moschusverbindungen:

Galaxolid, HHCB, Tonalid, Celestolid, Pantolid, Moschusxylol, Muscon

Ich gehe nur auf die Vor- und Nachteile der synthetischen nitro- und polyzyklischen Moschusverbindungen ein, denn diese sind von den Duftstoffen am gefährlichsten für unsere Gesundheit.

Vorteile	**Nachteile**
Duft	Umweltschädigend
	Schwer abbaubar
	Krebserregend
	Hormonelle Wirkung
	Zellschädigend
	Allergen
	Anreicherung im Fettgewebe

Aluminium(salze)

ist in Produkten enthalten, die die Schweißbildung und den Schweißgeruch hemmen. Aluminiumsalze sind Leichtmetalle und verschließen die Poren. Schwitzen als ein natürlicher Schutzmechanismus des Körpers vor Überhitzung, sollte jedoch nicht behindert werden. Der Aluminiumgehalt steigt im menschlichen Gewebe im Laufe des Lebens nachweisbar an. Durch die Rasur unmittelbar vor dem Auftragen von Deos, können Aluminiumsalze in den Körper gelangen. Die langfristig gesundheitlichen Auswirkungen sind noch nicht erforscht.

Du erkennst Aluminium sehr einfach:

Aluminium, Aluminiumsalze, Aluminum Silicate, Aluminium Chlorhydrat, Aluminium Chlorohydrate, Aluminiumchlorid, Aluminiumchlorhydroxide, Aluminiumstearate, Alaun, Alum

Folgende Produkte enthalten Aluminium(salze):

Deodorant, Antitranspirant, Hautcreme, Körperlotion, Make-up, Rouge, Lippenstifte, Lidschatten, Puder

Vorteile	Nachteile
Geruchsbildung wir gehemmt	Hautirritierend
Schweiß wird reduziert	Nervenschädigend
	Krankheitserregend (Alzheimer und Brustkrebs)
	Verschlechtert die Fruchtbarkeit
	Einfluss auf Knochenentwicklung

Nanopartikel

Das Wort Nano kommt vom griechischen „Nanós" = Zwerg. Die winzigen Partikel sind innvielen Produkten enthalten. Sie haben eine antibakterielle Wirkung und sorgen für längere Haltbarkeit. Zudem dienen sie als Transportmittel, um Wirkstoffe in die tieferen Schichten der Haut zu schleusen.

Es gibt viele unterschiedliche Nanopartikel. Hier nur ein paar wenige:

Titanoxid, Zinkoxid, Nanosilber, Nanogold

Nanopartikel sind in:

Sonnencreme (Titanoxid und Zinkoxid), Deodorant, Zahnpasta, Kajalstift, Mascara, Make-up, Hautpflegeprodukt (Nanosilber oder Nanogold) Deodorants

Es bleibt abzuwarten, was die Forschung in den nächsten Jahren über Nanotechnologie herausfindet. In einigen Studien wurde festgestellt, dass erst in zweiter Generation negative Auswirkungen der Nanopartikel zu erwarten sind, nicht bereits bei den jetzigen Anwendern. Im Augenblick ist nicht bekannt, was sie sonst noch im menschlichen Körper und in der Umwelt bewirken. Deshalb gelten sie bisher als gesundheitlich unbe-denklich. Zertifizierte Naturkosmetik nutzt die Nanotechnologie auf Grund der fehlenden Forschungsergebnisse nicht. In konventionellen und naturnahen Kosmetikprodukten findet man dagegen Nanopartikel sehr häufig. Fraglich ist, welche Wirk- und Inhaltsstoffe sie durch ihre Winzigkeit in die tieferen Schichten der Haut einschleusen können und ob dieser Prozess nur positive Auswirkungen hat. Was passiert, wenn Mischungen aus pflanzlichen, tierischen und synthetischen Stoffen tiefer in den menschlichen Körper eindringen? Mischungen könnten proble-matisch sein. Mineralöl gehört nicht in den Körper, denn es lagert sich um die Organe ab. Was aber, wenn ätherische Öle und Mineralöl gemischt werden? Ätherische Öle sind zehn Minuten nach Auftragen in der Blut- und Lymphbahn nachweisbar. Es kann nicht ausgeschlossen werden, dass sie minderwertige Rohstoffe Huckepack nehmen und ebenfalls in den Körper einschleusen.

Genauso verhält es sich mit pflanzlichen Ölen, die viele ungesättigte Fettsäuren haben. Sie werden sofort vom Körper verstoffwechselt. PEGs, Parabene, Mineralöle gehören auf keinen Fall in unseren Stoffwechsel.

Insofern ist es gut, dass einige kritische Rohstoffe in naturnaher Kosmetik nicht genutzt werden. Und das möchte ich nun in ein paar kurzen Sätzen erklären.

Naturnahe Kosmetik

Vielleicht hast du dich gewundert, warum die naturnahe Kosmetik nicht unter dem Kapitel „Naturkosmetik" behandelt wird? Der Begriff „Naturnahe Kosmetik" sagt aus, dass diese Kosmetik der Natur nah ist. Das heißt, dass es die Rohstoffe in der Natur gibt, diese aber im Labor synthetisch hergestellt werden. Naturnahe Kosmetik verzichtet auf aggressive Tenside, PEGs, Parabene und Mineralöle. Die Produkte sind nicht durch Siegel, wie NATRUE oder BDIH, zertifiziert. Im Grunde kann man sie als hochwertigere konventionelle Kosmetik beschreiben und deshalb sind sie in diesem Kapitel beschrieben. Die meisten Inhaltsstoffe sind nach wie vor synthetisch, verbunden mit einigen hochwertigen Naturrohstoffen.

Vorteil
Günstig
Lange haltbar
Gleichbleibende Qualität
Keine PEGs
Keine Erdölderivate
Keine Parabene

Nachteil
Synthetische Inhaltsstoffe
Umweltbelastend
Allergen

Ich empfehle weder die konventionelle, noch die naturnahe Kosmetik. Die Natur bietet uns so viele wertvolle Rohstoffe. Diese kannst du schonend zu einer hautfreundlichen, effektiven Kosmetik verarbeiten, oder im Handel kaufen. Zertifizierungen machen dir die Entscheidung leichter. Die meisten

Naturkosmetikhersteller achten darauf schonend mit den Ressourcen der Natur umzugehen, Inhaltsstoffe durch Kaltpressung zu gewinnen und den Nutzen für den Kunden so hoch wie möglich zu gestalten. Deshalb empfehle ich dir reine Natur- und Biokosmetik. Die Gründe dafür erfährst du im nächsten Teil des Buches.

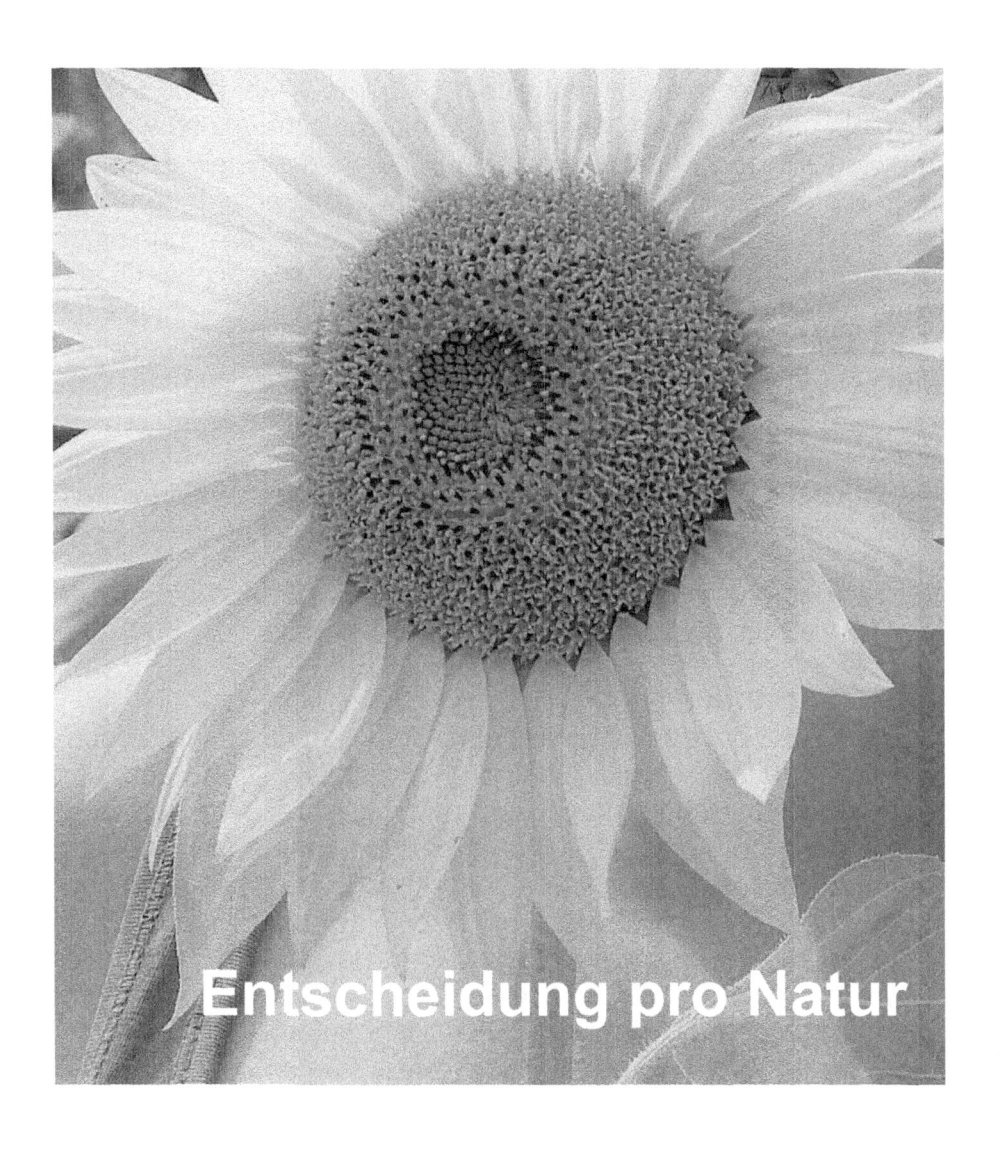

Entscheidung pro Natur

Entscheidung pro Natur

Ich möchte den Unterschied zwischen konventioneller, naturnaher (naturidentischer) und natürlicher Kosmetik anhand eines Beispiels über „Vanille" noch einmal verdeutlichen: Das was wir überwiegend riechen ist Vanillin. Vanillin ist ein einziger Baustein einer echten Vanille. Wenn man weiß, wie dieser aufgebaut ist, kann man ihn kostengünstig synthetisch oder aus günstigen natürlichen Stoffen wie Rinde gewinnen. Ätherisches Öl der echten, teuren Vanille wird aus den Früchten einer Orchidee mit einem aufwendigen Verfahren extrahiert. Es ist fast schwarz und kann sein Aroma erst durch Wärme und Sauerstoff entfalten. Dies erschwert natürlich die Herstellung einer weißen, gut duftenden Creme. Aber es ist durchaus machbar. Folglich ist es kostengünstiger und einfacher aus nachgebautem, synthetischem Vanillin einen „schönen" Duft herzustellen. Von „Natur" keine Spur.

Wie sieht es nun mit echter Naturkosmetik aus? Wie erkennst du den Unterschied zwischen Bio- und Naturkosmetik?

Naturkosmetik

Im Jahre 2000 hat der Europarat eine Definition für Naturkosmetik vorgelegt. In dieser Erklärung sind Herstellungsverfahren und Stoffe aus pflanzlichem, tierischem und mineralischem Ursprung, welche die größtmögliche Sicherheit für die Haut bieten, erlaubt. Duftstoffe müssen nach der Isonorm ISO 9235 entsprechen. Ausgeschlossen sind PEG's, Silikone, Parabene, synthetische Duftstoffe, aggressive waschaktive Tenside und Erdölprodukte. Teilweise sind naturidentische Konservierungsstoffe und Emulgatoren erlaubt. Natürliche pflanzliche Inhaltsstoffe sind nicht automatisch in Bioqualität, wie viele Verbraucher fälschlicherweise annehmen. Die genutzten Pflanzen können also durchaus mit Pestiziden, Fungiziden und Herbiziden behandelt worden sein. Das macht die Ernten sicherer und damit auch den Ertrag. So ist auch die Naturkosmetik kritisch zu betrachten.

Naturkosmetik ist genau genommen „Kosmetik aus „natürlicheren" Rohstoffen wie konventionelle Kosmetik.

Bis heute gibt es keine weitere einheitliche Definition und der Begriff ist nicht rechtlich geschützt. Glücklicherweise sind die Menschen heute aufgeklärter und möchten wissen, was in ihrer Kosmetik enthalten ist. So kommt es, dass die Naturkosmetik (und leider auch die naturnahe Kosmetik) ein Wachstumsmarkt ist. Das Wachstum der konventionellen Kosmetik stagniert derzeit. Das erklärt, weshalb mit allen möglichen Marketingtricks versucht wird ein „Grünes" Image aufzubauen. Es gibt da eine bekannte Marke mit sehr günstigen Preisen. Sie haben eigene grüne Shops, ein Blatt als Logo... alles sieht Top aus, die Broschüren lesen sich, als ob Naturinhaltstoffe und Naturschutz oberste Priorität hätten. Wenn du den INCI nicht lesen kannst, bist du begeistert, anderenfalls entsetzt. Wenn doch synthetische Kosmetik so gut sein soll, wieso steht die Firma nicht dazu? Und weshalb wird dem Verbraucher etwas vorgemacht?

Zertifizierungen sind eine gute Hilfe um sicher zu sein, dass du echte Naturkosmetik erhältst. Auf die verbindlichen Standards kannst du dich verlassen. Welche Siegel unter den tausenden Möglichkeiten, sind wichtig für jemanden, der eine unreine Haut hat und diese verbessern möchte? Ich gehe hier auf die beiden für Deutschland relevanten Siegel ein. Die Siegel für Tierschutz, Vegan und fairem Handel lasse ich außer Betracht, da es den Rahmen des Buches sprengen würde. Es lohnt sich aber, dich darüber zu informieren.

Seit 2010 gibt es den COSMOS-Standard. Unter diesem Siegel haben sich mehrere internationale Firmen zusammengeschlossen. Ziele des Standards sind:

- Erzeugnisse aus ökologischem Anbau zu fördern
- Verantwortungsvoller Umgang mit Ressourcen
- Umweltbewußte und gesunde Herstellung und Verarbeitung von Kosmetikprodukten

Von Deutschland ist der **BDIH** (Bundesverband der Industrie- und Handelsunternehmen für Arzneimittel, Reformwaren, Nahrungsergänzungsmittel und kosmetische Mittel e.V.) dabei. Der Non-Profit Verband zertifiziert weltweit Produkte. Über 500 Firmen sind bereits Mitglied beim BDIH. Auch einzelne Produkte einer Firma können die Zertifizierung erhalten. Dadurch musst du allerdings achtsam sein, damit du nicht unabsichtlich ein synthetisches Produkt kaufst, weil daneben ein zertifiziertes der gleichen Marke steht. Auch mir ist das schon passiert und ich war „not amused", wie es die Queen von England wohl sagen würde.

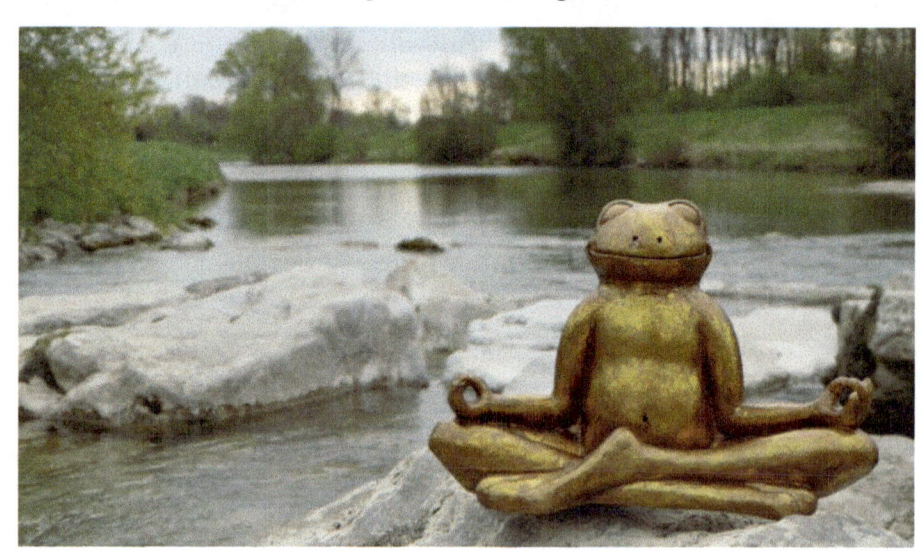

BDIH erlaubt

mineralische und pflanzliche Rohstoffe (Magnesiumsulfat, Natriumchlorid)

tierische Inhaltsstoffe, die von wirbellosen Tieren stammen (Schnecken, Seidenraupen)

Naturidentische Konservierungsmittel

Natürliche Duftstoffe nach ISO 9235

BDIH erlaubt nicht

Rohstoffe die nach 1997 mittels Tierversuche zugelassen wurden

Radioaktive Bestrahlungen (wird gern bei herkömmlicher Tonerde gemacht)

Synthetische Duft- und Farbstoffe

Erdölprodukte (Derivate)

Ethoxilierte Rohstoffe (aggressive Tenside).

Das zweite Siegel, das ich vorstellen möchte ist

NATRUE

Dieses Siegel wurde von dem internationalen Verband für Naturkosmetik gegründet. Das Siegel entspricht oben genannten Kriterien von BDIH und bietet noch einige hochwertige Standards zusätzlich. NATRUE ist, wie BDIH, nicht gewinnorientiert (Non-Profit). Die Vertreter von NATRUE wirken bei der EU in Brüssel mit. Sie setzen sich für die Gesetze bezüglich Naturkosmetik ein. Bei den vielen dort vertretenen Chemiekonzernen ist diese Arbeit dringend erforderlich. Vor allem, wenn man bedenkt, dass derzeit kein Unterschied bei der Ausarbeitung der Vorschriften zwischen synthetisch hergestellten und natürlichen Inhaltsstoffen gemacht wird. Um die NATRUE-Zertifizierung zu erhalten, müssen Kosmetikhersteller mindestens 75% Ihrer Produkte auf beschriebenem Niveau produzieren. Das gibt dir als Verbraucher eine hohe Sicherheit.

Das NATRUE Zertifikat hat drei Abstufungen:

1. Naturkosmetik

entspricht vorher genannten Basis-Kriterien. Für naturidentische Stoffe gibt es eine Obergrenze. Das Kosmetikprodukt enthält hauptsächlich Rohstoffe natürlichen Ursprungs.

2. Naturkosmetik mit einem Bioanteil von mindestens 70%

erfüllt alles von Stufe 1. Zusätzlich sind mindestens 70% der verwendeten Rohstoffe aus kontrolliert biologischem Anbau (kbA) oder Wildsammlung (ws). Dementsprechend sind die Pflanzen nicht mit Pestiziden, künstlichen Düngern und anderen Schadstoffen belastet.

3. Biokosmetik mit einem Bioanteil von mindestens 95%

bietet höchste Qualität. Mindestens 95% der Rohstoffe in deinem gekauften Produkt sind aus kontrolliert biologischem Anbau oder Wildsammlung. Letztere ist dabei noch hochwertiger wie kbA, denn die Pflanzen und ihr Nährboden sind absolut ursprünglich. Selbstverständlich ist auch die Wildsammlung kontrolliert, damit nicht alle Pflanzen abgeerntet werden.

Durch die drei Levels sind die Inhaltsstoffe und die Qualität zertifizierter Produkte für den Laien nachvollziehbar. NATRUE hat klare Aussagen über Bio- und Naturkosmetik, die man nachlesen kann und die von den Kosmetikherstellern eingehalten werden müssen.

Biokosmetik

100% Bio ist derzeit noch nicht produzierbar. Rohstoffe wie Wasser und Tonerden erhalten keine Bio-Zertifizierung. Es gibt in der EU kein verbindliches Biosiegel, wenn man von der dritten Abstufung NATRUES mal absieht. Du kannst dich aber bei den Kosmetikherstellern, oder über Verbraucherapps wie Codecheck, über die Inhaltsstoffe informieren: Biokosmetik bietet die größtmögliche Qualität aller Kosmetikinhaltsstoffen. Sie enthält keine Mineralöle, Silikone, PEGs, Pestizide und synthetische Duftstoffe. Achtsamer Umgang mit Ressourcen ist durch kontrolliert biologischen Anbau (kbA) und Wildsammung (ws) garantiert. Die Hersteller achten auf nachhaltige Verpackungen, Naturschutz, verbindliche Regelungen gegen Rodungen und für fairen Handel. Farmer aus ärmeren Ländern erhalten faire Preise, garantierte Abnahmemengen der Destillate und Öle und Unterstützung in der Bio-Zertifizierung. Langfristige Projekte ernähren ganze Familien über Generation hinweg. Biokosmetik sorgt für eine gesunde, schöne Haut im Einklang mit der Natur.

Der deutsche Bio-Anbauverband „Demeter" ist als „Ferrari" unter den Bioqualitäten zu betrachten; die Pflanzen stammen aus kontrolliert biologisch-dynamischem Anbau.

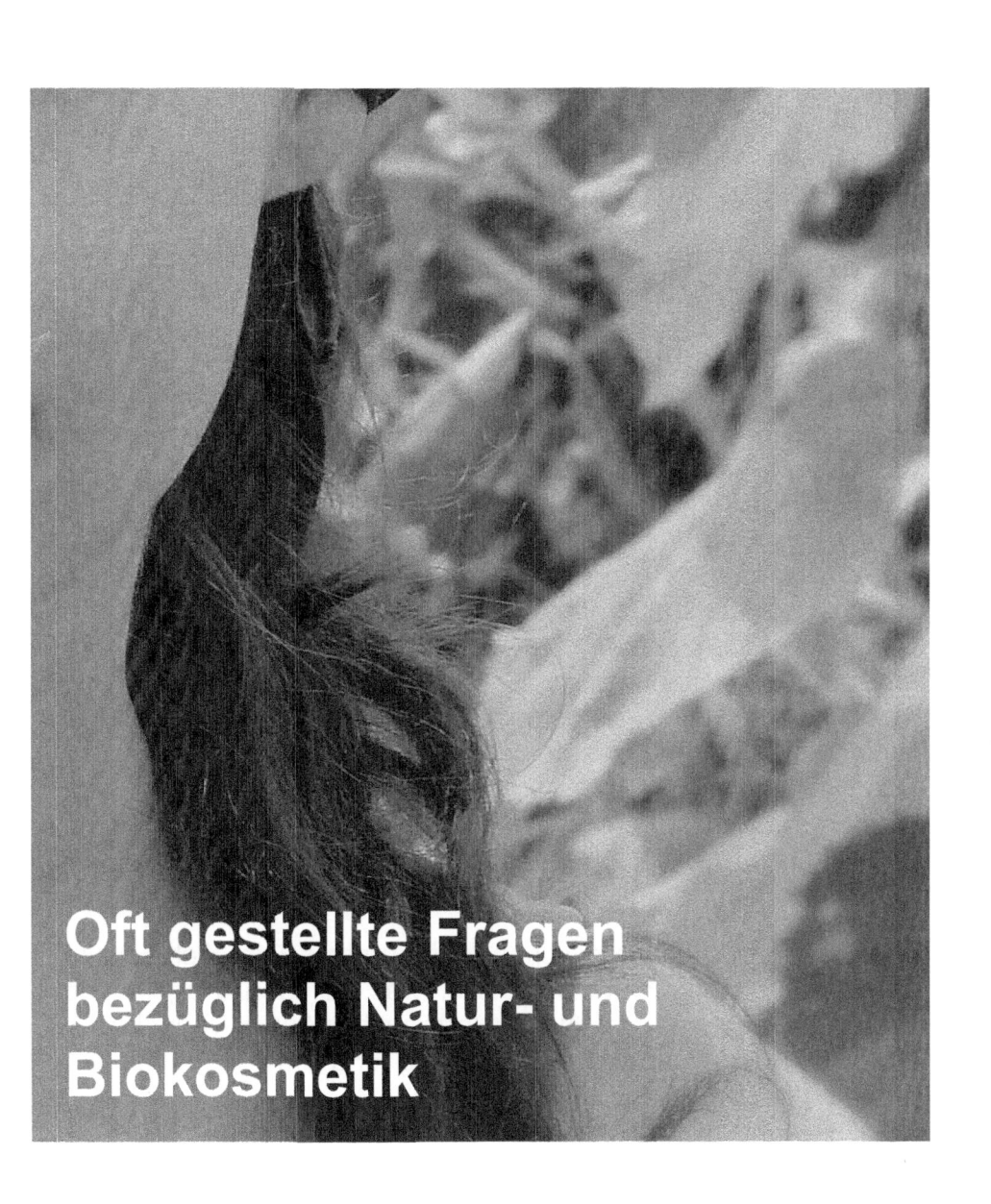

Oft gestellte Fragen bezüglich Natur- und Biokosmetik

Oft gestellte Fragen bezüglich Natur- und Biokosmetik

Wie wird Bio- und Naturkosmetik verarbeitet?

Auch Naturkosmetikhersteller raffinieren Inhaltstoffe von Kosmetika, um sie länger haltbar zu machen und den Ertrag zu steigern. Raffiniert wird, um einen Rohstoff zu entschleimen und zu entsäuern. Duft und Farbe werden entfernt. Dieser Prozess startet bei 120 Grad und endet bei 250 Grad. Teilraffination ist möglich, um zum Beispiel bei einer Sheabutter den unangenehmen Duft zu entfernen. Rohstoffe, die bis zu 250 Grad behandelt werden, sind tote Materie, die der Haut keinen Nutzen mehr bringt. Erkennen kannst du das nur am günstigen Preis, oder wenn du den Hersteller gezielt danach fragst. Einige Naturkosmetikhersteller nutzen die Kaltpressung von ätherischen Ölen und Pflanzenölen bis zu 60 Grad, damit wertvolle Inhaltsstoffe erhalten bleiben. Gekennzeichnet wird das mit nativ, genuin oder 100%. Kosmetikrohstoffe können auch kalt miteinander vermengt werden. Dies ist kein einfacher Prozess bezüglich der Haltbar- und Mischbarkeit. Doch deine Haut profitiert von den Flavonoiden, Vitaminen, Spurenelementen, Fetten und Fettbegleitstoffen der Pflanzen, die durch die schonende Verarbeitung im Produkt erhalten bleiben.

Bitte nimm zum selber mischen kaltgepresste Öle. Achte beim Kauf fertiger Naturkosmetik darauf, was auf den Tiegeln und Flaschen beschrieben ist. Nutze Verbraucher-Apps (Codecheck). Informiere dich über die Verarbeitung und Nutzung einzelner Inhaltsstoffe, wie beispielsweise Palmöl.

Wieso wird in Bio- und Naturkosmetik Palmöl verarbeitet?

Palmöl ist eine günstige Alternative zu Mineralöl und deutlich besser für deine Haut. Leider werden für billiges Palmöl ganze Urwälder vernichtet. Bedenke aber, dass in der Kosmetik gar nicht so viel Palmöl wie in der Lebensmittelindustrie verwendet wird. Angeblich steckt Palmöl in jedem zweiten Supermarktprodukt. Aber das meiste Palmöl, nämlich die Hälfte des derzeit importierten Öles, wandert in den Biokraftstoff. Wir tanken es. Hast du das gewusst?

Dennoch kannst du bei der Wahl deiner Kosmetik achtsam sein. Wenn du Produkte kaufst, bei denen das Palmöl vom RSPO zertifiziert ist, hilfst du vielleicht der Umwelt. Frag einfach die Naturkosmetikhersteller nach dem Zertifikat. Oder kauf Kosmetik ohne Palmöl.

Trocknet pflanzliches Glycerin die Haut aus?

Ein weiterer Rohstoff, der oft als negativ erwähnt wird, ist Glycerin. Synthetisches Glycerin und zu große Mengen in einem Produkt, trocknen die Haut aus. Aber wusstest du, dass natürliches Glycerin ein ganz wichtiger Bestandteil von Pflanzenölen ist? Es dient sozusagen als Transportmittel der Fettsäuren. Dadurch können uns die wertvollen ungesättigten Fettsäuren für Körper und Haut überhaupt erst zur Verfügung stehen.

Weshalb ist Alkohol in Naturprodukten?

Es gibt große Unterschiede bei Alkohol in Kosmetikprodukten. Alkohol kann in Pflanzenextrakten vorkommen. Inhaltsstoffe einer Pflanze werden mit reinem Alkohol ausgelöst (extrahiert), beispielsweise die Vanille. Dadurch ist die Konservierung, nämlich der Alkohol, gleich enthalten. Zudem gibt es „guten Alkohol", d.h. unvergällten Alkohol. Auch Weingeist (Ethanol) und Bio-Alkohol genannt. Er konserviert ein Kosmetikprodukt und wirkt kühlend auf die Haut. Cetyl Alcohol (Palmitylalkohol), Cetearyl Alcohol (Lanette® O), Behenyl Alcohol und Stearyl Alcohol sind Fettalkohole, die in Ölen und Wachsen vorkommen. Sie stabilisieren ein Produkt und machen die Haut geschmeidig. Lanolin Alcohol ist ein Wollwachsalkohol und tierischem Ursprungs. Er dient als Emulgator und wirkt rückfettend. Ein Emulgator ist ein Hilfsstoff, der zwei Flüssigkeiten, die eigentlich nicht vermischt werden können, vermengt und stabilisiert. Zum Beispiel Wasser und Öl.

Welche Alternativen gibt es zu kritischen Inhaltsstoffen?

Es ist gar nicht so schwierig, schädliche Inhaltsstoffe in Kosmetika zu umgehen:

Milde Zucker- und Kokostenside (Coco Glucoside), die leicht schäumen und die Haut sanft reinigen, ersetzten aggressive synthetische Tenside. Sie haben eine gute Waschkraft.

Auf Mineralöle und Silikone kann man völlig verzichten und stattdessen **kaltgepresste, pflanzliche Öle** nutzen. Alternativen für Make-up auf Mineralölbasis sind **mineralische Pigmente und Naturfarben**.

Statt umweltschädigender PEGs zum Verdicken der Cremes, kannst du **Bienenwachs** vom Bio-Imker nutzen.

Als pflanzlicher und lebensmittelzertifizierter Emulgator dient **Xanthan**.

Um Produkte zu konservieren, stehen **ätherische Öle und Weingeist** (Bio-Alkohol) zur Verfügung.

Pflanzliches Glycerin kann ohne weiteres verwendet werden.

Zertifiziertes Palmöl (RSPO) kannst du ohne schlechtes Gewissen verwenden.

Sonnenschutz bieten dir mineralische Rohstoffe, **Schatten** und Vitamin D in Kapselform.

Synthetische Parfüms und Duftstoffe kannst du durch Pflanzenwässer und ätherischen Öle ersetzen: **„Düfte für Haut und Sinne"**.

Aluminium wird durch schweißhemmende 100% natürliche **ätherische Öle** unnötig. Deos kannst du mit frischen Pflanzenwässern und ätherischen Ölen leicht selber machen.

Nanotechnik solltest du vorläufig der Forschung überlassen und **ersatzlos streichen.**

Du siehst, es ist nicht schwer deiner Haut Gutes zu tun.

Bekomme ich von Naturkosmetik Allergien und Hautreizungen?

Allergien kann man weder bei konventioneller Kosmetik, noch bei Bio- und Naturkosmetik ausschließen. Forschungen haben ergeben, dass nach der Nickelallergie synthetische Duftstoffe an zweiter Stelle als Allergieauslöser stehen. Egal, ob in Raumluft- oder Körperparfüms. Synthetische Düfte verändern außerdem den Eigengeruch. Und dieser ist wichtig für die Partnerwahl! Wenn du mehr darüber erfahren willst, ist das unterhaltsame und informative Buch von Prof. Dr. Dr. Dr. Hanns Hatt und Regine Dee über Düfte „Niemand riecht so gut wie du" spitzenmäßig.

Geh auf „Nummer Sicher" und mache einen einfachen Test. Du trägst eine kleine Menge des gewünschten Inhaltsstoffes oder Produktes in die Ellenbogenbeuge auf und wartest. Wenn es juckt oder sich rote Flecken bilden, wäschst du alles gründlich ab und meidest künftig den Stoff. Wenn nach 20 Minuten keine Hautveränderungen aufgetreten sind, verträgst du ihn mit hoher Wahrscheinlichkeit.

Wird die Umwelt durch Bio- und Naturkosmetik geschädigt?

Auch Naturkosmetik kann schädlich für die Umwelt sein. Das ist vom Hersteller abhängig und seinen Ansprüchen an Qualität, Preis, Nachhaltigkeit und Naturschutz. Pflanzenrohstoffe können von Flächen kommen, die vorher gerodet wurden. Auch Monokulturen sind möglich. Eingesetzte Pestizide sichern Ernte und Erträge, verschlechtern aber die Inhaltsstoffe der Pflanzen und schädigen den Boden. Dumpingpreise helfen den Bauern in armen Ländern nicht langfristig. Aber so können die Hersteller günstige Preise gewährleisten oder hohe Gewinne erzielen. Pflanzenrohstoffe können auf dem Weltmarkt zu unterschiedlichen Preisen und Qualitäten gekauft werden. Ausschlaggebend wird das Streben der Unternehmen nach Preis- oder Qualitätsführerschaft sein. Du (oder dein Geldbeutel) entscheidest selbst, wie wichtig dir Umweltschutz und fairer Handel sind, in dem du im Discounter oder im Bioladen einkaufst. Einige Kosmetikhersteller haben feste Anbaupartner, die von Ihnen unterstützt werden. Dadurch ist der Weg vom Saatgut zum fertigen Produkt für den Endverbraucher nachvollziehbar und Fair Trade garantiert. Das kostet mehr, denn Qualität hat ihren Preis. Beim Kauf dieser Produkte trägst du dafür maßgeblich zum Umweltschutz bei. Und das ist doch ein tolles Gefühl, oder?

Wenn jeder von uns nur ein bisschen auf oben genannte Punkte achtet, ist für die Umwelt schon viel gewonnen. Im Gegenzug stellt die Natur reichlich Rohstoffe für eine schöne Haut bereit.

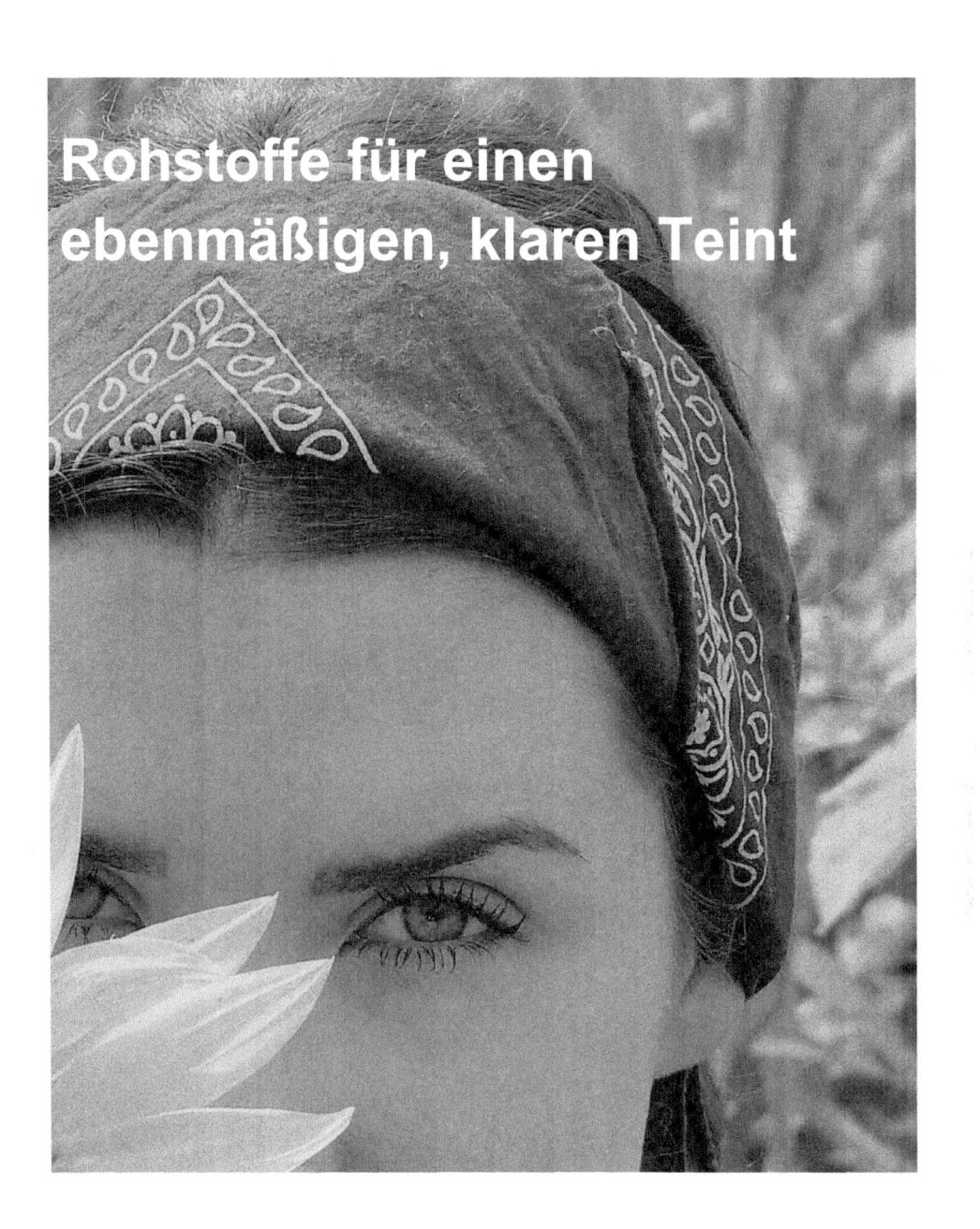

Rohstoffe für einen ebenmäßigen, klaren Teint

Rohstoffe für einen ebenmäßigen, klaren Teint

Wie anfangs erwähnt, gibt es verschiedene Arten von Naturkosmetik. Frischekosmetik basiert auf frischen Pflanzen. Zum Beispiel wird der Saft der Aloe Vera Pflanze direkt auf die Haut aufgetragen. Basische Pflegeprodukte sind gegen Übersäuerung des Körpers und der damit verbundenen Hautprobleme konzipiert. „Vegan" ist in den letzten Jahren ein Lifestyle geworden. Natürliche vegane Kosmetik duldet keinerlei tierische Inhaltsstoffe, also auch kein Wollfett, Bienenwachs uvm. Auf den folgenden Seiten stelle ich Rohstoffe vor, die mit ihren Eigenschaften, eine unreine und zur Akne neigenden Haut positiv unterstützen.

Sie stärken die Haut und aktivieren ihren Eigenschutz. Mit diesem Wissen bist du in der Lage, Rohstoffe, die dich besonders ansprechen, für deine Hautpflege herauszusuchen.

100% naturreine ätherische Öle

sind flüchtige, leicht verdampfende und stark duftende Extrakte aus Pflanzenteilen. Sie enthalten keine Fette, sind aber fettlöslich. Im Wasser lösen sie sich minimal. Die hier vorgestellten ätherischen Öle wirken antiviral, antibakteriell und teilweise antimykotisch, (d.h. sie wirken auch gegen Pilze). In jedem Öl sind die einzelnen Wirkungen unterschiedlich aus-geprägt. Generell gilt, dass ätherische Öle kleine Powertropfen sind und deshalb die Dosierung immer sehr niedrig sein sollte. Mit ihrer Hilfe ist eine sanfte und effektive Pflege für langfristig schöne und gesunde Haut möglich. Die Hautschutzbarriere ist bei der unreinen Haut nicht mehr intakt ist, eindringende Keime schädigen die Hautflora. Mit ätherischen Ölen kannst du diese wieder aufbauen. Durch die entzündungshemmende Wirkung der Öle, klingen Mitesser und Pickel schneller ab. Ätherische Öle stecken voller verschiedener Inhaltsstoffe, sind also Viel-stoffgemische, die durch ihren Synergieeffekt wahre Wunder auf der Haut vollbringen können.

Okay – da übertreibe ich ein bisschen. Nichtsdestotrotz habe ich noch nie so schöne Haut gesehen wie bei Menschen, die schon früh mit Pflanzenölen und ätherischen Ölen zu Pflegen begonnen haben.

Damit du nicht hunderte von ätherischen Ölen kaufen musst, beschränke ich mich auf wenige, effektive und bezahlbare. Bewusst habe ich diejenigen gewählt, die in Bioqualität zwischen 6 und 14 Euro pro 5 ml kosten und folglich absolut erschwinglich sind. In Bio-Pflegeöl gemischt, oder auch zum Teil pur ange-wendet, sind reine ätherische Öle bereits 10 Minuten nach dem Auftragen in der Blut- und Lymphbahn nachweisbar. Deshalb sind sie besonders wertvoll in Kosmetikprodukten. Sie wirken nicht nur positiv auf die Haut, sondern auch auf die Seele. Der Duft geht über die Nase direkt ins limbische System, welches für unsere Gefühlswelt verantwortlich ist. Und wie wir wissen stehen Haut und Nervensystem in direkter Verbindung. So spielt die Psyche bei unreiner Haut häufig eine große Rolle und sollte immer gut unterstützt werden. Das kann eine konventionelle Kosmetik nicht bieten. Bitte bei der Anwendung darauf achten, dass die ätherischen Öle schnell wieder verschlossen werden, da sie flüchtige Öle sind und durch Sauerstoff ihre Qualität verlieren. Beim Kauf ätherischer Öle ist es wichtig, dass du immer auf eine gute Qualität achtest. Synthetische, naturnahe und naturidentische Öle haben keinen positiven Effekt auf Haut und Seele. Sie sind absolut tabu bei unreiner Haut. Wie bei der naturnahen oder –identischen Kosmetik bedeuten diese Begriffe lediglich, dass die Inhaltsstoffe der Natur nachempfunden und somit synthetisch hergestellt sind.

Wie kannst du die Qualität ätherischer Öle erkennen? An der Deklaration, sprich an dem, was auf dem Fläschchen steht. Name des ätherischen Öls, lateinischer Name der Pflanze, Zertifizierung (für die Haut möglichst Bio oder Demeter), Destillationsart und Anbaugebiet, sollten mindestens angegeben sein. Hier folgen nun elf ätherische Öle, die dein Hautbild deutlich verbessern können.

Echter Lavendel – Lavandula angustifolia

Echter Lavendel gehört als Notfallöl in jede Tasche. Allzeit bereit für Pickel, Insektenstiche, kleinere blutende Wunden und Verbrennungen. Das Öl wirkt entzündungshemmend, antibakteriell und schmerzstillend, um nur wenige von vielen Eigenschaften zu nennen, die dieses Öl ausmachen. Du kannst es pur anwenden, da es sehr hautfreundlich ist. Zudem ist das Öl durch den hohen Anteil an Estern ganzheitlich entspannend.

Manuka – Leptospermum scoparium

Das schmerzstillende Öl wirkt stark antibakteriell und ist sehr hautfreundlich. Daher kann es pur auf die Haut aufgetragen werden. Diese wird dann Wiederstandsfähiger gegenüber äußeren Einflüssen. Das Öl ist wundheilend, zellerneuernd, entzündungshemmend und stark hautregenerierend. Manuka schützt Haut und Nerven und führt durch viele Sesquiterpene zur innern Mitte.

Neroli – Citrus aurantium ssp. aurant.

Das Öl aus der Blüte der Bitterorange ist als „Rescue" für die Haut bekannt. Neroli ist hautfreundlich und antibakteriell. Es beruhigt die Psyche genauso wie die irritierte, sensible Haut. Das hat meine Erfahrung mit Neroli in Hautpflegeprodukten immer wieder gezeigt. Es ist ein teures, hochwirksames Öl und kann gut in 10% Verdünnung angewendet werden. Durch seine Monoterpenole ist das Öl erdend, stimmungsaufhellend und ausgleichend. Ich liebe seinen blumigen, frischen, fruchtigen Duft. Ein Tropfen hinter den Ohren und auf den Handgelenken und du hast ein wunderschönes Naturparfüm gezaubert, das sogar noch gute Laune macht. Ansonsten bitte immer in Öl oder Creme mischen.

Palmarosa – Cymbopogon martinii var. motia

Palmarosa duftet sehr fein und wirkt harmonisierend. Es hilft bei Irritationen der Haut und ist besonders hautpflegend und – freundlich. Da es sanft zur Haut ist und gleichzeitig gegen Bakterien, Viren und Pilze wirkt, kannst du dieses Öl pur anwenden. Durch einen hohen Anteil an Monoterpenolen ist es auf der psychischen Ebene Ideal gegen Lustlosigkeit und depressive Verstimmungen.

Pfefferminze – Mentha piperita

Das Öl ist zunächst einmal für seine gute Wirkung bei Kopfweh und Übelkeit bekannt. Gegen Akne sind seine reinigenden und entgiftenden Eigenschaften hervorragend geeignet. Pfefferminze kühlt und wirkt zellerneuernd, entzündungshemmend und epithelisierend (Hautzellen werden gebildet, die einen Hautdefekt wieder bedecken). Wegen seiner intensiven Wirkung bitte in Mischungen mit Öl oder Pflanzenwässern anwenden. Die enthaltenen Monoterpenole wirken körperlich ausgleichend und die Monoterpenketone erfrischen und klären auf geistiger Ebene.

Rosengeranie – Pelargonium graveolens

Rosengeranie wirkt hormonmodulierend, sehr hautregenerierend und wundheilend. Daher bietet es sich bei Hautentzündungen, Narben, Abszessen und Pilzinfektionen hervorragend an. Das Öl ist sehr hautfreundlich und verfeinert (adstringiert) die Poren. Es kann pur angewendet werden. Der intensive Duft entfaltet sich jedoch besser in einer Mischung mit Pflanzenölen oder –wässern. Auch in diesem Öl wirken die Monoterpenole körperlich ausgleichend.

Salbei – Salvia officinalis

Bereits in niedrigster Dosierung ist Salbeiöl hochwirksam. Es wirkt östrogenähnlich und hat daher einen regulierenden Einfluss auf die Hormone. Das ist für ein reines Hautbild sehr wichtig. Außerdem wirkt es antiseptisch und entstauend. Ich halte es für eines der besten ätherischen Öle gegen Akne. Es ist wundheilend, schweißhemmend und zellregenerierend. Wegen seiner intensiven Wirkung bitte in Mischungen mit Pflanzenölen und -wässern verwenden. Im Salbeiöl überwiegen die Monoterpenketone, die geistig ausgleichend und öffnend wirken. Bitte Salbeiöl nicht bei Schwangerschaft oder Epilepsie benutzten.

Teebaum – Melaleuca alternifolia

Teebaumöl ist bekannt als Breitbandantibiotikum. Durch seine antibakteriellen, entzündungshemmenden und hautregenerierenden Eigenschaften ist es sehr hilfreich bei Unreinheiten und Akne. Wegen seiner starken Wirkung und da es die Haut langfristig austrocknen kann, empfehle ich es im Grunde immer verdünnt in Pflanzenölen und –wässern anzuwenden. Eine Ausnahme ist die vorübergehende punktuelle Anwendung auf entzündeten, eitrigen Pickeln. Zusätzlich ist es ratsam alle 4-6 Monate Rezepte mit anderen ätherischen Ölen zu nutzen und mit Teebaumöl zu pausieren. Das Öl sollte außerdem bei Anwendungen auf der Haut innerhalb von sechs Monaten nach dem Öffnen aufgebraucht werden, da es stark auf Sauerstoff reagiert und dann hautreizend wirken kann. Die beiden Inhaltsstoffe Monoterpene und Monoterpenole sorgen für eine anregende und erdende Wirkung.

Wacholderbeere – Juniperus communis

Das entwässernde, stoffwechselanregende Öl entschlackt den Körper und regt die Durchblutung an. Vorteilhaft ist dabei, dass keine Elektrolyte verloren gehen. Sein ausleitender und entgiftender Effekt wirkt sich reinigend auf Geist und Körper aus. Aufgrund seiner intensiven Wirkung bitte in Mischungen mit Öl oder Pflanzenwässern anwenden. Mit fast 80% Monoterpenen ist das Wacholderbeerenöl ganzheitlich anregend.

Zeder – Cedrus atlantica

Ein kraftvolles Öl, das einem in schweren Zeiten die nötige Zentrierung und die innere Mitte wieder finden lässt. Das bewirkt der hohe Anteil an Sesquiterpenen. Durch seine epithelisierende Wirkung (Hautzellen werden gebildet, die einen Hautdefekt wieder bedecken) hat es sich bei Akne, Narben und Hautunreinheiten bewährt. Es wirkt entzündungs- und juckreizhemmend, sowie schmerzstillend. Wegen seiner intensiven Wirkung bitte in Mischungen in Cremes oder Pflanzenölen und -wässern anwenden.

Zypresse – Cupressus sempervirens

Das Öl wirkt porenverengend und antiseptisch auf der Haut. Es ist schmerzstillend und entstaut sanft den Körper, so dass die Haut weniger aufgequollen und unrein aussieht. Dank seiner psychisch stärkenden und sanft hormonmodulierenden Wirkung, unterstützt es Haut, Körper und Seele. Wegen seiner intensiven Wirkung bitte in Mischungen mit Pflanzenölen, Pflanzenwässern und Cremes anwenden. Monoterpene wirken strukturierend und stärkend.

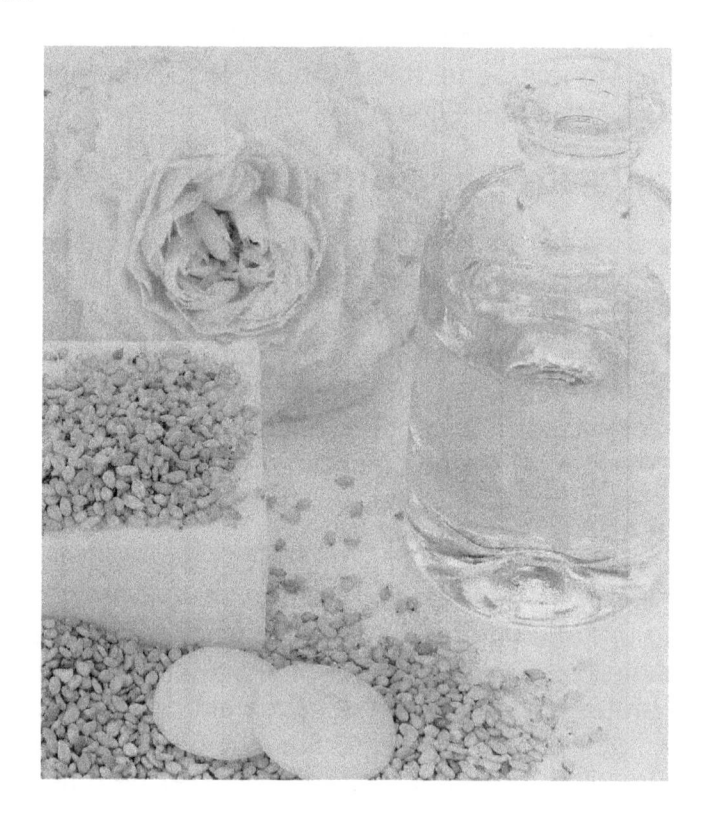

Pflanzenwässer

haben viele Namen: Duftwässer, Hydrolate, Blütenwässer, aromatische Wässer. Sie entstehen bei der Destillation ätherischer Öle. Man weiß, dass sich ihre Inhaltsstoffe von denen der ätherischen Öle unterscheiden, da sie hauptsächlich wasserlösliche Bestandteile der Pflanze und weniger als 1% ätherisches Öl enthalten. Ihr PH-Wert ist leicht sauer, so dass sie zu einem gesunden PH-Wert der Haut von durchschnittlich 5,5 (4,7-5,9) hervorragend passen. Für eine makellose, gepflegte Haut ist nach dem Reinigen die Anwendung von Pflanzen- und Gesichtswässern unerlässlich. Sie geben dem Hautschutzmantel Feuchtigkeit, reinigen und erfrischen. Die wichtigste Funktion ist jedoch, den Hydro-Lipid-Mantel, der schädigende Mikroorganismen und Umwelteinflüsse abwehrt, im Gleichgewicht zu halten. Pflanzenwässer stärken Hautschutzmantel und Hautflora. Die Hydrolate werden mit Bio-Alkohol haltbar und keimfrei aufbereitet. Mich beeindrucken die Ergebnisse auf der Haut, bei einer regelmäßigen Anwendung von Pflanzenwässern, sehr. Du kannst die Wässer als Gesichtswasser oder After-Shave, Spray, Umschläge und kühle Kompressen, in Deos, Masken und als Parfümgrundlage anwenden. Sie können jederzeit auch mal zwischendurch aufgesprüht werden – auch über Make-up. Natürliche Pflanzenwässer von hoher Qualität kosten durchschnittlich 11 €/ 100 ml. Leider kann man selbst kaum feststellen, welches Wasser ein reines und welches nur gefärbtes und synthetisch beduftetes Wasser ist. Qualitativ hochwertige Pflanzenwässer erkennst du also nicht am Namen, sondern an den Angaben auf der Flasche. Deutscher und botanischer Name, Herkunftsland und verwendetes Pflanzenmaterial sollten mindestens vermerkt sein.

Hamameliswasser – Hamamelis Virginiana Leaf Water

wird aus den Blättern und Zweigen der Zaubernuss durch Wasserdampfdestillation gewonnen. Das Wasser wirkt porenverengend, klärend, antiseptisch und desinfizierend. Es hemmt Entzündungen und stillt Juckreiz. Daher wird es bevorzugt in Produkten für die unreine Haut verarbeitet.

Immortellenwasser – Helichrysum Italicum Flower Water

Die gelbe Pflanze meines Lieblingswassers wird auch „Das Gold der Sonne" oder „die Unsterbliche" genannt. Das aufbauende und hautstärkende Wasser beruhigt nicht nur Blutergüsse und Prellungen. Auf der Haut wirkt es entzündungshemmend, wundheilend, zellerneuernd und gegen Rötungen. Es regeneriert erkennbar besonders beanspruchte Haut. Der abschwellende und lindernde Effekt ist schnell sichtbar. Es reinigt und beruhigt schmerzhafte Pickel. Ich setzte es in meinen Kursen sehr gern ein und bin immer wieder fasziniert von den Ergebnissen. Das ätherische Öl Immortelle ist sehr teuer. Das Wasser hat einen absolut akzeptablen Preis und wirkt hervorragend.

Lavendelwasser – Lavandula Angustifolia Water

beruhigt sensible und entzündete Haut, festigt und stärkt sie. Es wirkt antibakteriell, ausgleichend und reinigend. Ich setzte Lavendelwasser bei Juckreiz, geröteter Haut, gegen Irritationen, Infektionen und Sonnenbrand ein.

Myrtenwasser – Myrtus Communis Leaf Water

Das antiseptische Wasser mit dem frischen Duft reguliert die Talgproduktion und belebt die Haut. Es verfeinert große Poren, reduziert Schwellungen und Rötungen, beruhigt Entzündungen und klärt fettige Haut. Es ist ein beruhigendes Gesichtswasser und After-shave.

Orangenblütenwasser – Citrus Aurantium Amara Flower Water

entsteht bei der Destillation der Blüten des Bitterorangenbaumes und dient als „Rescue" für die Haut. Es pflegt und beruhigt trockene wie fettige Haut und verfeinert die Poren und den Teint. Sein frischer, blumiger Duft (Neroli) ist stimmungsaufhellend und lockernd. Es eignet sich auch hervorragend als After-shave.

Pfefferminzwasser – Mentha Piperita Leaf Water

Das kühlende, klärende und abschwellende Wasser pflegt die unreine Haut, wirkt gegen Juckreiz und Entzündungen. Es eignet sich besonders, um Aknehaut zu reinigen, da es antiviral und antibakteriell ist. Für Zwischendurch, vor allem im Sommer, ist Pfefferminzwasser eine tolle Erfrischung für Haut und Körper.

Teebaumwasser – Melaleuca Alternifolia Leaf Water

dient als kleine Notfallapotheke für unreine Haut. Es stellt das Gleichgewicht der Haut wieder her und hat eine sanfte juckreiz- und schmerzstillende Wirkung. Das Wasser ist zudem um einiges milder wie das ätherische Öl. Deshalb kannst du es auch mehrmals am Tag aufsprühen, als Tuchmaske alle 3-4 Tage anwenden, mit einem Wattestäbchen punktuell auf Pickel auftragen und in Tonerden mischen. So wirkt das medizinisch riechende Wasser reinigend, klärend, porenverengend und antiseptisch.

Extratipp

Tuchmaske mit Pflanzenwässern **„Frischekick für einen klaren Teint"**

Du nimmst ein Kosmetiktuch und schneidest in die Mitte einen Schlitz. Dann tränkst du das Tuch mit dem gewünschten Pflanzenwasser und legst es auf dein gereinigtes Gesicht. Deine Nase findet ihren Platz im Schlitz des Tuches. Genieße die Zeit der Entspannung und lass dich von der erholsamen und klärenden Wirkung überraschen.

Nach 10 Minuten nimmst du das Tuch ab und trägst deine tägliche Pflege auf. 2-3x wöchentlich wiederholen.

Die bisher beschriebenen Rohstoffe, können mit folgenden Zutaten zu Peelings und Masken verarbeitet werden. 1-2x in der Woche ist dies eine ausgleichende und klärende Ergänzung zur täglichen Pflege. Mehr Tipps dazu gibt es unter „Hautpflege"

Kaltgepresste Pflanzenöle

sind aus Ölpflanzen gewonnene Lipide (Fette und Öle). Die oberste Hautschicht wird durch den sogenannten Hydro-Lipid-Mantel geschützt. Er wird auch Hautschutzmantel und Hautschutzbarriere genannt. Dieser braucht, wie es der Name sagt, Feuchtigkeit (Hydro) und Fett (Lipid). Mit den richtigen feuchtigkeits- und lipidspendenden Rohstoffen, wird die Hautschutzbarriere gestärkt. So können weniger schädliche Keime, Bakterien und Viren eindringen und die Haut wird reiner, stärker und stabiler. Oft höre ich, dass die Leute „Angst" vor Ölen auf der Haut haben, weil sie befürchten, dass sie davon Pickel bekommen. Die Sorge ist bei natürlichen, kaltgepressten und nicht raffinierten Pflanzenölen in der Hautpflege unnötig. Im Gegenteil. Je mehr ungesättigte Fettsäuren ein Pflanzenöl enthält, desto schneller regen diese den Stoffwechsel an. Dies gilt beim Essen wie bei der Schönheitspflege. Ein schneller Stoffwechsel bedeutet für dich, dass die Öle nicht dick machen, oder die Poren verstopfen. Damit die wertvollen Bestandteile der Öle für die Haut genutzt werden können, müssen sie kaltgepresst und naturrein sein. Die folgenden Pflanzenöle kannst du einzeln oder miteinander gemischt anwenden. Durch Mischungen mit ätherischen Ölen, Pflanzenölen und Sheabutter, kannst du tolle Gesichts- und Körperbalsame kreieren. Die folgenden Pflanzenöle bieten bei der Bekämpfung unreiner Haut den größtmöglichen Nutzen. Bitte bei der Anwendung darauf achten, dass die Öle schnell wieder verschlossen werden, damit sie nicht oxidieren und ranzig werden. Vor allem Sanddornfruchtfleischöl und Wildrosenöl sind da sehr empfindlich. Die Kosten dieser „Hauthelfer" liegen bei 9 € bis 30 € für 30-100 ml. Das Sanddornfruchtfleischöl ist am teuersten. Da es nur in kleinen Mengen genutzt wird, lohnt sich die Investition trotzdem für dich, denn es ist eines der wertvollsten Öle für eine reine attraktive Haut und darum seinen Preis wert.

Calendulaöl (Ringelblumenöl) – Calendula officinalis Flower extract

ist ein Mazerat, das heißt ein ausgezogener Pflanzenextrakt in Öl. Die Blütenblätter der Ringelblume werden eine bestimmte Zeit in Oliven- oder Sonnenblumenöl eingelegt. Die wertvollen fettlöslichen Anteile der Pflanze werden dadurch in das Öl übertragen. Calendulaöl aktiviert den Hautschutzmantel und ist entzündungshemmend. Es beruhigt irritierte und schützt empfindliche Haut.

Tipp: Das Öl wirkt bereits hervorragend in einer Reinigungsemulsion.

Inka-Nuss-Öl (Sacha-Inchi) – Plukenetia Volubilis Seed Oil

Dank der vielen ungesättigten Fettsäuren und der Alpha-Linolensäure, die im Öl enthalten sind, ist es bei Verhornungsstörungen und fettiger Haut sehr nützlich. Es zieht schnell ein und ist stark zellaktivierend und -regenerierend. Omega 3 und 6 Fettsäuren verhindert Feuchtigkeitsverlust der Haut und bieten einen guten Schutz gegen Umwelteinflüsse. Bei fettiger, sensibler und entzündeter Haut wirkt Inka-Nuss-Öl ausgleichend und regenerierend.

Tipp: Mische Inka-Nuss-Öl mit den anderen Ölen.

Jojobaöl – Simmondsia chinensis

Das Öl, bzw. Wachs wird auch „flüssiges Gold" genannt. Es hält die Feuchtigkeit in der Haut, wirkt entzündungshemmend und stärkt das Bindegewebe. Durch seine Tiefenwirkung kann es gut als nachhaltige Basis für die tägliche Pflege von Gesicht und Körper angewendet werden. Zudem ist es ein prima Massageöl und über mehrere Jahre hinweg haltbar.

Tipp: Nutze Jojobaöl zum Abschminken von Augen Make-Up.

Sanddornfruchtfleischöl – Hippophae rhamnoides Oil

Das Öl aus dem Sanddornfruchtfleisch hat sich als Hautschutz bei irritierter, unreiner und entzündeter Haut bestens bewährt. Provitamin A und E verhindern die Bildung freier Radikaler und stärken die Hautschutzbarriere. Die schöne orange Farbe gibt der Haut einen gesunden, getönten Teint. Da es einzeln zu farbintensiv ist, wird es mit anderen Pflanzenölen gemischt. Auf 30 ml der hier beschriebenen Öle, kommen 6-8 Tropfen Sanddornfruchtfleischöl.

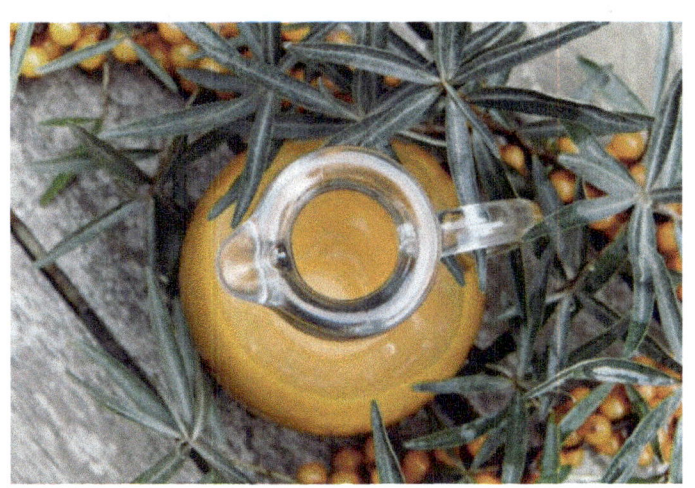

Tipp:

1 Tropfen Öl in eine erfrischende „getönte" Tagescreme mischen.

Sesamöl – Sesamum indicum Seed Oil

Ayurvedabehandlungen werden ausschließlich mit dem antitoxischen, und antioxidativen Öl durchgeführt. Die Haut wird dadurch widerstandsfähiger und Heilungsprozesse werden gefördert. Es stärkt das Immunsystem der Haut, wodurch sich unreine Haut erholen kann. Als Massageöl wirkt es wärmend und entgiftend und eignet sich daher zur Hautpflege und zur Entschlackung.

Tipp: Einölen und dann einen Saunagang machen, so dass der Körper „alle Poren öffnet". Anschließend gut mit Duschbalsam abduschen.

Sheabutter (Karitébutter) - Butyrospermum Parkii

Durch ihre kostbaren Fettbegleitstoffe ist Sheabutter eine wertvolle Hautpflegerin. Die Begleitstoffe binden die Feuchtigkeit in der Haut und sie wird fein, zart und weich. Die Sheabutter ist als Anti-Aging Mittel bekannt und beliebt. Besonders vorteilhaft für unreine Haut ist Ihre Fähigkeit die Verhornung der Haut zu regulieren. Eine normale Verhornung der oberen Hautschicht lässt diese gut atmen und sie wird wieder aufnahmefähig für wertvolle Wirkstoffe. Die Karitébutter wirkt gegen Entzündungen und Unreinheiten, weil sie Verkeimungen reduziert. Akne, Pusteln und Pickel können abklingen.

Tipp: Bio-Sheabutter pur für zarte Lippen anwenden.

Traubenkernöl - Vitis Vinifera Seed Oil

Es pflegt, schützt und verbessert die Haut. OPC (Oligomere Proanthocyanidine oder auch Traubenkernextrakt) und Linolsäure wirken hervorragend gegen freie Radikale, die durch den Stoffwechselprozess der Haut entstehen und verantwortlich für Hautschäden und –alterung sind. Das Öl regt die Mikrozirkulation an, d.h. die Durchblutung kleiner Blutgefäße, sogenannter Mikrogefäße. So können Schlacken schnell abtransportiert werden und Unreinheiten zügiger abklingen. Traubenkernöl aktiviert die Zellerneuerung und bringt somit die Haut wieder in Balance.

Tipp: Das Öl ist eine gute Basis für Gesichtscremes.

Wildrosenöl (Hagebuttensamenöl) - Rosa Moschata Seed Oil

Das Öl wird nicht aus den Blütenblättern der Wildrose gewonnen, wie der Name vermuten lässt, sondern stammt aus den Hagebutten, die der Wildrosenstrauch nach der Blüte entwickelt. Daher hat das Öl auch keinen blumig, rosigen Duft. Wenn schon Vernarbungen durch Pickel, unsanftes Ausreinigen oder einer eitrigen Akne vorhanden sind, dann ist das Wildrosenöl das Mittel der Wahl. Alte und frische Narben werden verbessert und die Hautstruktur verfeinert. Das Öl regt die Zell-erneuerung an, regeneriert die Haut und wirkt gegen Entzündungen. Die Talgproduktion wird reguliert und die Feuchtigkeit in der Haut gehalten. Vitamin A regt die Kollagenproduktion der Haut an und erhält dadurch ihre Elastizität. Durch viele ungesättigte Fettsäuren ist das Hagebuttensamenöl nicht lange haltbar und sollte schnell aufgebraucht werden.

Tipp: Mische Wildrosenöl in deine Gesichts- und Körpercremes.

„Weniger ist mehr"

Mischt du Pflanzenöle und ätherischen Öle, brauchst du auf 30 ml Pflanzenöl nur ca. 6-8 Tropfen der kostbaren ätherischen Öle. Ihre Wirkkraft ist erstaunlich groß. Pflanzenöle können auch mit Ton- und Heilerden vermengt werden. Zusammen mit Wasser ergeben die Mischungen individuelle Masken, Peelings und Reinigungsprodukte.

Ton- und Heilerden

enthalten Calcium, Kalium, Magnesium, Eisen, Mineralien, Kieselsäure und Spurenelemente, wie Fluor, Selen, Kupfer, Zink. Das deutsche Lebensmittelgesetz prüft Ton- und Heilerden auf Natürlichkeit, Qualität und Keimfreiheit. Um ihre Inhaltsstoffe zu bewahren, sollten sie weder zu sehr erhitzt noch bestrahlt sein. Laut Gesetz müssen bestrahlte Produkte mit „bestrahlt" oder „mit ionisierten Strahlen behandelt" gekennzeichnet sein. Angeblich sollen die Strahlen für Menschen unbedenklich sein. Ich empfehle lieber auf der sicheren Seite zu bleiben und genau nachzulesen was die Hersteller von Tonerden versprechen oder gleich zu Heilerden zu greifen. Letztere haben eine Arzneimittelzulassung, sind nicht bestrahlt und dürfen auch innerlich eingenommen werden. Durch die verschiedenen Erdarten unterscheiden sich Ton- und Heilerden in ihrer Zusammensetzung. Sie sind alle sehr wirksam und ein wunderbares Kosmetikum. Ton- und Heilerden wirken antiseptisch gegen Unreinheiten und verhindern die Vermehrung von Bakterien, Viren und Pilzen. Sie nehmen Fette auf und reinigen die Haut.

Weiße Tonerde "Die Beruhigende" (Kaolin, weiße Heilerde)

Diese Erde wirkt sehr beruhigend und sanft auf die Haut und ist besonders für die empfindliche Haut geeignet. Sie ist reich an Mineralstoffen und mild in ihrer Anwendung.

Tipp: Man kann die Synergieeffekte aller drei Erden nutzen, in dem man sie miteinander mischt.

Grüne Tonerde „ Die Entgiftende" (Argile verte, grüne Heilerde, Löß, Mineralerde)

Wenn die Haut entgiftet und Toxine ausgeleitet werden sollen, dann kann man dafür die grüne Ton- und Heilerde nutzen. Äußerlich kann sie als Reinigung, Peeling, Maske für Gesicht und Körper und sogar als Shampoo angewendet werden. Durch ihre Spurenelemente und Mineralstoffe absorbiert sie Gifte und störende Stoffwechselprodukte. Bei regelmäßiger Einnahme der grünen Heilerde kann der Darm gereinigt und der Säuren-Basen Haushalt der Haut ausgeglichen werden.

Tipp: Einfach ein bisschen Heilerde in Joghurt, Salat, Gemüse und Müsli mischen. Dann „schmeckt's" sogar.

Lavaerde „Die Reinigende" (Ghassoul, Rhassoul)

Der Name dieser Tonerde ist abgeleitet vom lateinischen „lavare". Dies bedeutet im Deutschen „waschen". Lavaerde wirkt entfettend und reinigt gründlich die Haut. Durch den hohen Montmorillonit-Gehalt (ein Tonmineral) hat sie die beste Waschkraft der drei vorgestellten Erden.

Tipp: Lavaerde auf den unreinen Rücken auftragen, 15 Min einwirken lassen, abwaschen. Mit Hamameliswasser besprühen und dünn Calendulaöl auftragen. So hat man eine wirkungsvolle Detox-Rückenbehandlung.

Sonstige Rohstoffe

Für Masken, Peelings und Cremes benötigst du noch ein paar weitere Roh- und Hilfsstoffe. Diese kannst du im Handel erwerben. Sie unterstützen die wöchentliche Pflege (Peeling und Masken) durch ihre Mineralien, Enzyme und Vitamine und sind sehr leicht zu handhaben.

Salze

Auch hier kommt es auf die Qualität an. Himalaya-, Stein- und Meersalz haben die meisten Mineralien, die der Haut und dem Körper gut tun. Sie enthalten u.a. Magnesium, Calcium und Kalium. Magnesium entspannt die Muskulatur und wirkt entzündungshemmend. Calcium sorgt für gesunde Knochen und Zähne und reguliert den Säure-Basen-Haushalt des Körpers. Das Elektrolyt Kalium ist für die Weiterleitung elektrischer Impulse zwischen Muskeln und Nerven und für einen funktionierenden Flüssigkeitshaushalt im Körper zuständig. Du kannst Salze für ein Körper- und Fußbad oder als Peeling in Kombination mit ätherischen Ölen und Pflanzenölen nutzen. Die beschriebenen Wirkungen entfalten sich vor allem bei der Einnahme und im kleineren Maße bei der Anwendung über die Haut. Grobe Salzkörner werden für den Körper, feine für die Gesichtshaut angewendet. Bitte beachte, dass stark gereinigte Salze mit einer chemischen „Rieselhilfe" nicht für die Haut geeignet sind.

Reismehl

kannst du fertig kaufen oder selbst herstellen. Du verfeinerst Naturreis mit dem Thermomix (so wie Puderzucker) oder mit einem Mörser. Das Reismehl dient als Reinigung oder Peeling für Gesicht und Körper. Das enthaltene Biotin stärkt Nägel, Ceramide sorgen für glatte Haut. Die im Naturreis enthaltenen Mineralstoffe und B-Vitamine sind wichtig für Nerven und Stoffwechsel und demgemäß auch ein wichtiger Bestandteil der Ernährung. Ein

Reistag pro Woche entschlackt die Haut und sorgt für eine schlanke Linie.

Zucker

Die weichen, abgerundeten Kristalle des Zuckers sorgen für ein gründliches und schonendes Peeling. Durch die enthaltene Glykolsäure bleibt die Haut geschmeidig. Das Peeling ist leicht herzustellen. Man kann braunen oder weißen Bio-Zucker dafür nehmen.

Honig

Honig enthält wertvolle Enzyme und sekundäre Pflanzenstoffe, die entzündungshemmend und antibakteriell wirken. Wie auch im Salz findet man darin Magnesium, Calcium und Kalium. Die Spurenelemente Eisen, Kupfer, Mangan sind wichtig für den Stoffwechselprozess. Vitamin C und B verbessern den Teint. Honig hilft gegen sehr trockene Lippen und ist ein hervorragendes Peeling (mit Salz, Reismehl oder Zucker) für irritierte und unreine Gesichts- und Körperhaut. Er kann auch als Maske oder Emulgator für ätherische Öle im Badewasser dienen, damit diese sich mit dem Wasser verbinden. Honig hält die Haut geschmeidig, frisch und strahlend. Er bindet Feuchtigkeit und stärkt den Hautschutzmantel, da er -wider Erwarten- einen leicht sauren PH-Wert aufweist. Ich empfehle Bio-Honig, da dieser strengen Richtlinien unterliegt.

Quark

enthält Milchsäurebakterien, Eiweiß und Kalzium. Lauter gute Inhaltsstoffe für die Haut. Seine probiotische Wirkung ist eine prima Alternative zu Cortison- und Antibiotikasalben. Innerlich, wie äußerlich. Quark kühlt und erfrischt die Haut und er verfeinert die Poren. Regelmäßige Quarkmasken beruhigend die Haut und lindern Juckreiz und Entzündungen.

Xanthan

Xanthan ist ein natürlich vorkommendes Polysaccharid und als Öko-Lebensmittel zugelassen. Es dient als Verdicker und Geliermittel. Xanthan sorgt dafür, dass Kosmetikprodukte geschmeidig werden und eine gelartige Konsistenz erhalten. Je mehr Xanthan du in eine Mischung gibst, desto fester wird die Masse. Verwendung findet Xanthan in Seren, Gelen, Fluids, Cremes und Rasiergelen. Wichtig ist bei den Mischungen, dass du das pulvrige Xanthan und die übrigen Zutaten mit einem Handrührgerät verrührst, bis es sich vollständig auflöst.

Mit den beschriebenen natürlichen Rohstoffen kannst du deine eigenen Hautpflegeprodukte individuell zusammenstellen. Schöpfe aus den wertvollen Ressourcen der Natur. Danke es ihr, indem du fürsorglich mit ihr umgehst.

Mit diesem Motto möchte ich überleiten zu deinem täglichen und wöchentlichen Pflegeplan.

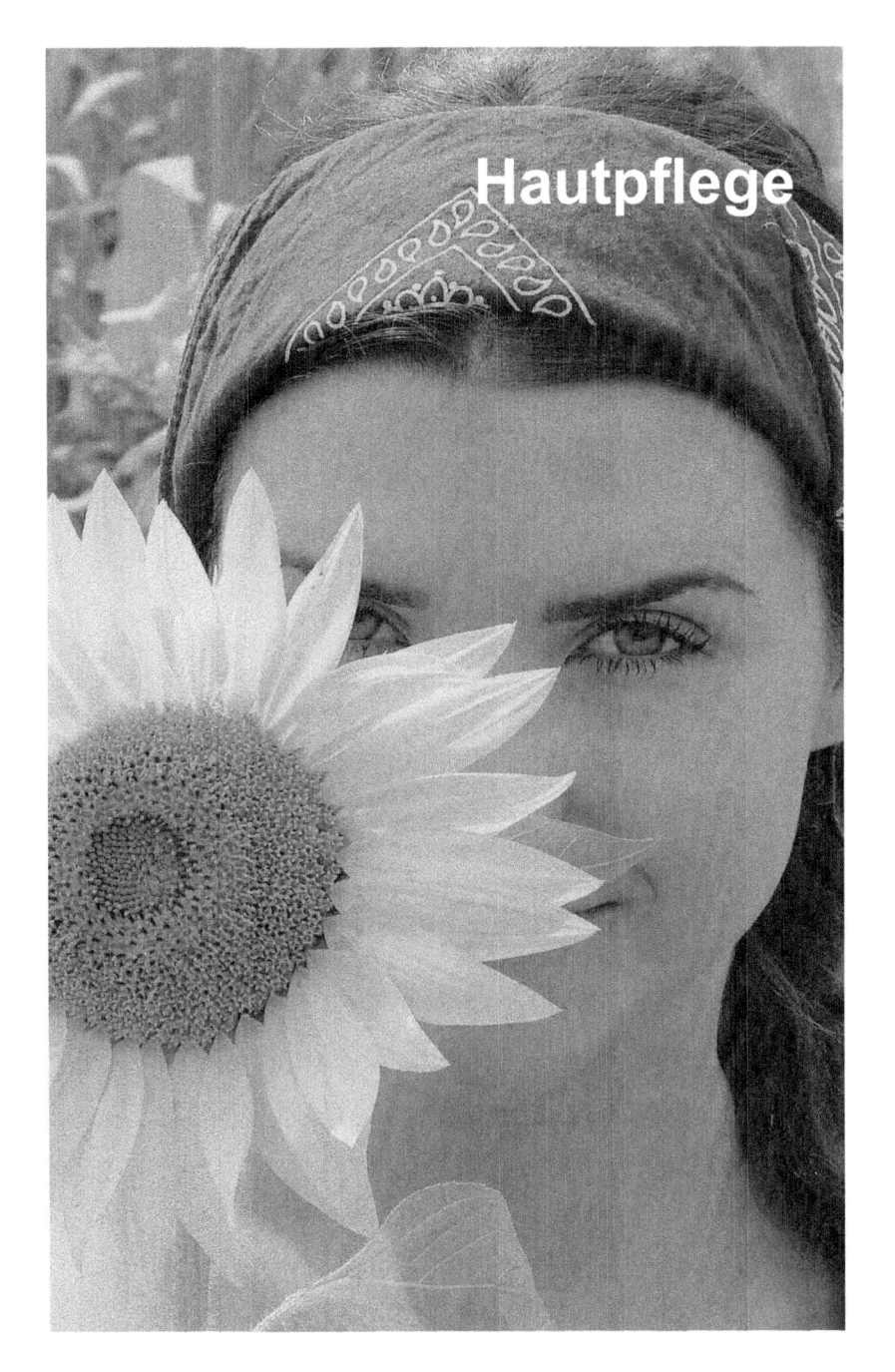

Hautpflege

Hautpflege

Eine konsequente Pflege ist entscheidend für reine, gesunde und jugendliche Haut. Wenn du dich täglich in nachfolgender Reihenfolge pflegst wird es deiner Haut gut gehen. Du beugst dadurch Unreinheiten vor, deine Haut wird genährt und geschützt, geschädigte Haut erholt sich. Das Resultat ist eine geschmeidige, frische, reine Haut.

Pauline Afaja Model & Schauspielerin

Mein täglicher Pflegeplan
Ablauf und Reihenfolge des Pflegeplans morgens und abends:

Für Frauen

Die Haut wird sanft 1-3 Minuten mit dem passenden Reinigungsprodukt gewaschen. Anschließend mit viel Wasser reinigen und Gesichtswasser aufsprühen oder mit einem Wattepad auf die gereinigte Haut auftragen.

Dann kannst du Pickel und Unreinheiten behandeln.

Zum Abschluss wird die Haut mit einer leichten Pflege geschützt und genährt.

Für Männer

Rasiere dich mit einem sanften Gel, Milch oder Schaum, oder wasche deine Haut sanft 1-3 Minuten mit einem passenden Reinigungsprodukt. Anschließend mit viel Wasser abreinigen und After-Shave aufsprühen oder mit einem Wattepad auf die gereinigte Haut auftragen. Dann kannst du Pickel und Unreinheiten behandelt. Zum Abschluss wird die Haut mit einer leichten Pflege geschützt und genährt.

Gründliches Waschen der Gesichtshaut

Damit sich deine Haut regenerieren kann und lange schön bleibt, ist eine tägliche Reinigung der Haut ohne aggressive Tenside das A und O. Durch Aufschlagen natürlicher Reinigungsgels und Wasser mit einem Pinsel, kannst du einen zarten „Cappuccinoschaum" erzeugen. Das fühlt sich toll an und reinigt porentief. Du stimmst das Reinigungsprodukt auf das Bedürfnis deiner Haut ab und wäschst morgens und abends gründlich Gesicht, Hals und Dekolleté. Morgens, um tote Hautschüppchen, Talg und ausgeschiedene Fette von der Haut zu entfernen. So kann die Haut gut atmen und ist aufnahmefähig für wertvolle Pflegestoffe. Abends um Make-up und Schminke zu entfernen und die Haut von Umweltbelastungen wie Abgasen und Smog zu befreien. Gepflegte Haut kann in der Nacht gut regenerieren. In fertigen zertifizierten Naturkosmetikprodukten aus dem Handel ist meist Zuckertensid verarbeitet. Dieses reinigt die Haut schonend und ist biologisch abbaubar. In den Rezepturen im Buch habe ich auf Zuckertenside verzichtet. Gereinigt wird mit Wasser, Pflanzenwässern, Ölen und Tonerden. Die Rezepte sind dadurch leicht umzusetzen, sanft zur Haut und kostengünstig.

Sanftes Gesichtswasser (Tonic)

Immer wenn du Wasser anwendest, solltest du danach die Haut mit einem Gesichtswasser von Kalk und Rückständen aus dem Wasser befreien. Du kannst es aufsprühen oder mit den Händen auf die Gesichtshaut aufdrücken. Bei starken Unreinheiten ist es am sinnvollsten, das Gesichtswasser auf zwei Wattepads aufzutragen und das Gesicht nochmals damit zu reinigen. Tonic gibt der Haut erste Feuchtigkeit, hat einen leichten Reinigungseffekt und neutralisiert vor allem den PH-Wert der Haut. Denn egal wie sanft ein Reinigungsprodukt ist, es verändert den PH-Wert der Haut. Dieser kann dann bis zu 9 steigen, d.h. das Gleichgewicht der Haut ist aus dem Lot. Da sich die Haut in einem leicht sauren Milieu besonders wohl fühlt, sollte dieses schnell wieder hergestellt werden. Ich kann es nicht oft genug wiederholen: Ist die Hautschutzbarriere intakt, schützt sie die Haut vor dem Austrocknen, gegen Reizungen, Allergien und Infektionen. Die Haut bleibt gesund und rein. Du findest feuchtigkeitsspendende, ausgleichende Gesichtswässer im Rezepturenteil.

Spezialpflege gegen Unreinheiten

Anschließend trägst du spezielle Pickelstifte oder bestimmte ätherische Öle punktuell auf unreine Hautpartien auf.

Leichte, schützende Pflege

Über die Spezialpflege kommt dann ein leichtes Fluid oder eine Creme, so dass deine Haut optimal geschützt und genährt ist.

Ich wünsche dir viel Spaß und Ausdauer bei deiner täglichen Pflege.

Mein wöchentliches Schönheitsprogramm

Ergänze wöchentlich das tägliche Pflegeprogramm um Peeling und Maske. Falls nötig kannst du abends einmal pro Woche die Haut ausreinigen. So verwöhnst, aktivierst und pflegst du sie und sie kann schneller regenerieren.

Gründliches Waschen der Gesichtshaut

Das tägliche 1-3 minütige Reinigungs-Ritual ist und bleibt das A und O einer schönen Haut.

Porentiefe Reinigung durch Peeling (1-2x wöchentlich)

Peeling-Produkt auf die feuchte Haut auftragen. Streiche und kreise 4-5 Minuten mit sanften Bewegungen der Finger über das Gesicht, Hals und Dekolleté. Der Sinn eines Peeling ist es, tote Hautschüppchen, Verhornungen und überschüssige Fette zu entfernen. Starkes Rubbeln ist nicht förderlich, auch keine Bürsten und Schleifgeräte. Dies schädigt die obere Hautschicht und kann dazu führen, dass Keime in die Haut gelangen. Daher bitte immer schön sanft zu deiner Haut sein.

Bei Akne empfiehlt es sich zu „stempeln", um Schmierinfektionen zu verhindern. Wie das geht? Ganz einfach. Du nimmst ein Wattepad und ein Kosmetiktuch. Das Wattepad in die Mitte des Tuches legen und dieses darüber klappen und drehen. Jetzt trägst du das Peelingprodukt dünn auf die feuchte Haut auf und lässt es drei Minuten antrocknen. Nun kommt der Stempel zum Einsatz. Beginne an der Stirn, streiche mit festen langen Bewegungen von innen nach außen. So radierst du das Peeling mit dem „Stempel" ab. Erst Stirn, Nase, Wangen, über dem Mund und am Kinn entlang. Immer von innen nach außen, um den Lymphfluss anzuregen. So verhinderst du weitere Unreinheiten und deine Haut profitiert vom Nutzen des Peelings. Gepeelte Haut kann wieder atmen und ist aufnahmefähig für Wirkstoffe. Anschließend wäschst du dein Gesicht mit viel Wasser.

Ausreinigen von Unreinheiten

Jetzt kannst du die Haut ausreinigen. Nehme dir Zeit dazu und drücke bitte nur unter absolut hygienischen Bedingungen die Pickel aus. Entferne ausschließlich reife Pickel, die leicht zu öffnen und zu leeren sind. Anschließend trägst du immer eine beruhigende Maske auf. Es spricht nichts gegen das Ausreinigen der Haut, wenn du folgende Anleitung beachtest und nur 1-2x wöchentlich abends ausdrückst, damit sich die Haut über Nacht erholen kann. Dadurch haben Entzündungsherde Zeit abzuklingen und werden nicht ständig gereizt. Bitte nicht täglich an den Pickeln herumdrücken.

Schritt für Schritt Anleitung zum Ausreinigen

Wasche deine Haut mit einem sanften Reinigungsprodukt. Befeuchte dann ein kleines Gästehandtuch mit 2/3 warmem Wasser und 1/3 warmem Teebaumwasser. Dann legst du das Gästehandtuch auf das Gesicht, lässt die Nase frei und drückst es 1-2 Minuten an. Durch die Hitze können sich die Poren öffnen. Je wärmer, desto besser. Handtuch abnehmen und Einweghandschuhe anziehen. Ein Kosmetiktuch um die Finger nehmen, tief unter den reifen Pickel greifen und drücken. Wasche die Haut nach dem Ausdrücken gründlich und trage mit zwei Wattepads Gesichtswasser auf. Träufle Lavendel oder Teebaumöl auf ein Wattestäbchen und betupfe die behandelten Unreinheiten. Bitte lasse tiefe innere Knoten und Pickel, die noch nicht reif sind in Ruhe, auch wenn sie schmerzen. Die Haut darüber ist noch fest und intakt. Außer dass sich die Unreinheiten noch mehr infizieren, der Entzündungsherd größer wird und die Haut gereizt ist, erreichst du mit der Drückerei absolut nichts. Lindern kannst du „innere Pickel", indem du sie mit Lavendel fein, Teebaumöl oder Tonerde betupfst. Wenn du viele tiefe Knoten unter der Haut hast, überprüfe deine Kosmetik und gehe zu einer kompetenten Naturkosmetikerin.

Tipp: Über Nacht kannst du punktuell beruhigende, weiße Tonerde oder entgiftende, grüne Tonerde auf die Pickel auftragen.

Wöchentlicher Frischekick: Die Maske

Nach dem Peeling oder nach dem Ausreinigen trägst du eine entgiftende, beruhigende oder feuchtigkeitsspendende Maske auf die Haut auf. Lass die Maske 15 Minuten einwirken und wasche sie dann mit viel Wasser ab. 1-2x wöchentlich reicht vollkommen aus.

Sanftes Gesichtswasser

Nach dem Ausreinigen und nach der Maske wird das Gesichtswasser auf zwei Wattepads aufgetragen und damit das Gesicht benetzt, um den PH-Wert der Haut schnell wieder ins saure Milieu zu bringen.

Spezialpflege gegen Unreinheiten

Nun trägst du punktuell den Pickelstift oder bestimmte ätherische Öle auf die feuchte Haut auf.

Abschlusspflege

Zum Schluss verwöhnst du deine Haut mit einer kleinen Menge Fluid oder Creme. Deine Haut ist jetzt optimal durchfeuchtet, genährt und gepflegt. Für dein Schönheitsprogramm findest du Natur- und Biokosmetik in Hülle und Fülle. Du kannst aber deine Kosmetik auch selbst mischen. Macht doch mal einen Mädels-Kosmetikabend oder eine Peelingparty für sie und ihn. Spaß ist garantiert! Die passenden Do-it-yourself-Rezepte findest du auf den nächsten Seiten.

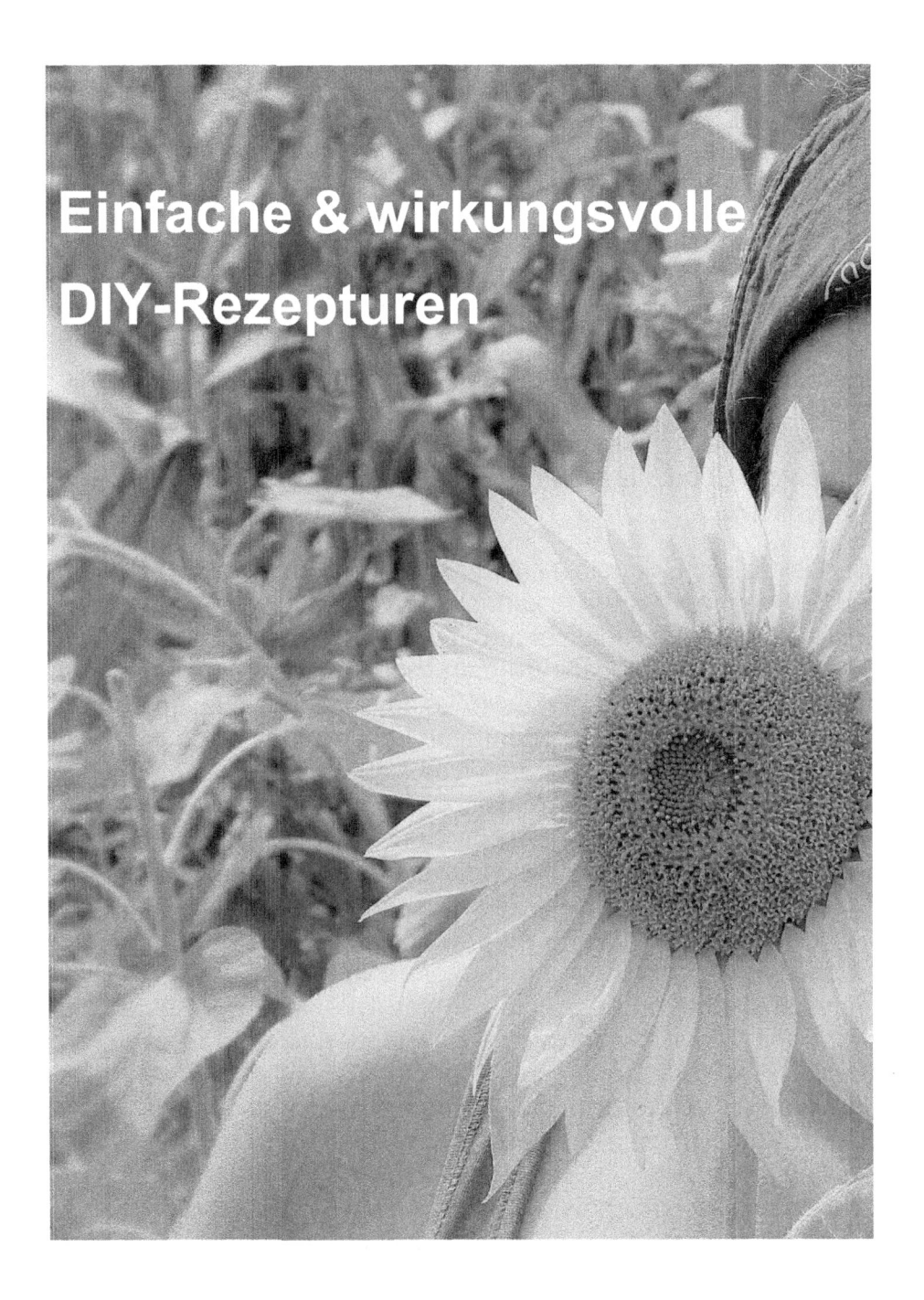

Einfache & wirkungsvolle DIY-Rezepturen

Einfache & wirkungsvolle DIY-Rezepturen

Ich bin ein großer Fan von einfachen, schnell umsetzbaren Rezepturen, bei denen wenig Rohstoffe und Arbeitsmaterial benötigt werden und die leicht zu beschaffen sind. So kannst du in wenigen Minuten dein Lieblingsprodukt mischen. Bitte rühre kleine Mengen an, damit du die Produkte in der empfohlenen Zeit aufbrauchen kannst. Oder mische sie gemeinsam mit Freundinnen, Schwestern und Müttern. Für größere Mengen ist der Thermomix geeignet. Jede Mischung ist aber auch mit einem Handrührgerät umsetzbar. Bei ein paar wenigen Rezepturen werden die Rohstoffe erwärmt. Fast alle Rezepte sind für Sie und Ihn gedacht.

Mit desinfizieren Tiegeln, kleinen Spateln, Trichtern zum einfüllen und Einweghandschuhen kannst du Verkeimungen vorbeugen. Schließe bitte die Flaschen mit den Rohstoffen direkt nach Gebrauch. Dann notiere Namen und Entstehungsdatum auf deinem Produkt. So kommt es zu keinen Verwechslungen und du kannst dich am Datum orientieren, ob du das Produkt noch verwenden kannst. Ich habe mir mal ausversehen Lemongrass statt Lavendel fein auf das Gesicht getupft…ergab ein feuerrotes und echt schmerzhaftes Resultat… und das vor einem wichtigen Termin. Also bitte wirklich beschriften. Bewahre deine Produkte im Badschrank auf. Bitte nicht im Kühlschrank, denn da verkeimen sie am schnellsten. Wenn du von konventioneller Kosmetik auf Naturkosmetik wechselst, kann es vorkommen, dass es zu einer Erstverschlechterung der Haut kommt. Die Haut ist nicht an die kraftvollen Wirkstoffe gewöhnt. Ausleitenden (Detox) Rezepturen tun der Haut auf Dauer gut, können aber kurzfristig vermehrt Unreinheiten verursachen. Gebe deiner Haut mindestens einen Monat Zeit sich zu regenerieren. Bis sich die Hautfunktionen reguliert haben, kann es drei Monate bis ein Jahr dauern. Meistens erkennst du aber schon viel früher eine stetige Verbesserung deines Hautbildes. Zur besseren Orientierung steht unter jedem Rezept, für welchen Hautzustand dieses besonders vorteilhaft ist.

Sie sind aber auch für die anderen hier beschriebenen Hautzustände geeignet. Nicht jeder Rohstoff wirkt genau gleich bei jedem Menschen. Lass deine Nase einfach mitentscheiden, dann findest du schnell die besten Mischungen und Zutaten für dich heraus.

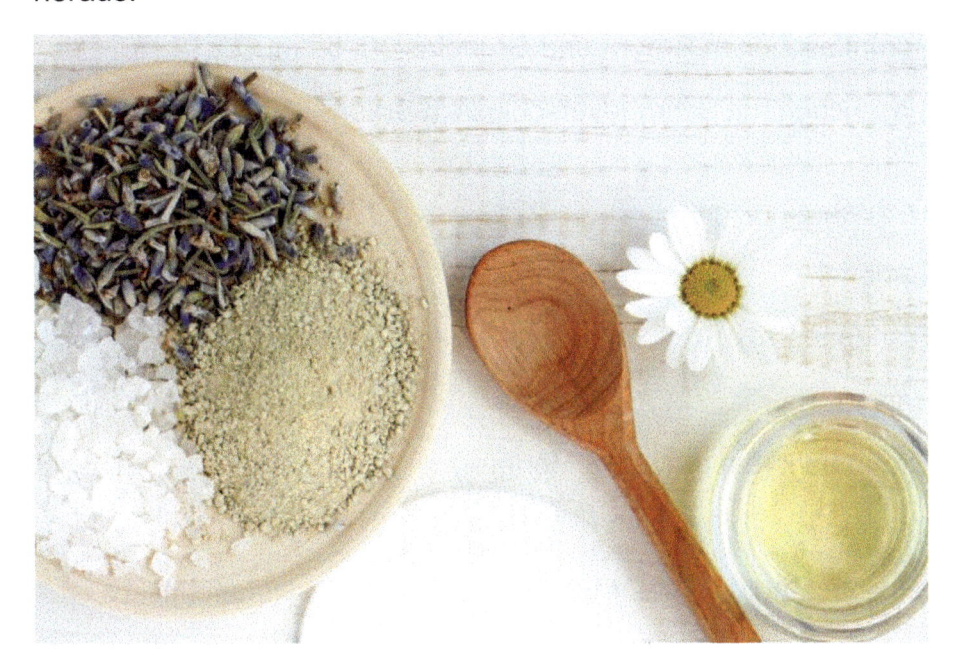

Arbeitsmaterialien

Tiegel 30-50 ml

Roll-On Flasche 10 ml

Sprühflaschen in Braun- und Grünglas 30–50 ml

Fläschchen mit Schraubverschluss in Braun- und Grünglas 30–50 ml

Trichter

Teelöffel

Wattepads

Handrührgerät

Thermomix (bei größeren Mengen)

Mörser

Hitzebeständiger Glas-Messbecher oder Glas-Rührschüssel

Infrarot-Temperaturmessgerät oder Glasthermometer

Digitale Küchenwaage mit Grammanzeige

Becher mit Milliliterangabe

Vorbereiten und reinigen der Haut

Dazu gehört das Abschminken und reinigen der Gesichtshaut, ein Gesichtswasser, einmal in der Woche ein Peeling und eine Maske.

Make-up Entferner

Beide Make-up Entferner kannst du für die Augenpartie verwenden. Auch bei wasserfester, synthetischer Mascara und starkem Make-up gelingt dir mit den Make-up Entfernern eine schonende und gründliche Säuberung der Haut. Er wird jedes Mal frisch zubereitet. Das dauert nur ein paar Sekunden.

Augen-Make-up Entferner

2   Wattepads

     Wasser

3-5 Tr. Jojobaöl (pro Wattepad)

Anwendung

Wattepads mit Wasser befeuchten und ausdrücken. Jojobaöl auf die feuchten Pads geben und sanft über die geschlossenen Lider von oben nach unten streichen. Auf dem Unterlid von außen nach innen streichen, bis die Wimperntusche vollständig entfernt ist. Gegebenenfalls die Reinigung wiederholen. Danach das Gesicht reinigen.

Wirkung

Jojobaöl   entwickelt keinen Film auf den Augen, da es ein flüssiges Wachs ist. Auch wasserfeste Wimperntusche kann damit sanft und natürlich entfernt werden

Geeignet   für jeden Hautzustand.

Augen-Make-up Entferner für empfindliche Augen

2   Wattepads

1 EL   Lavendelwasser

3-5 Tr. Jojobaöl

Anwendung

Wattepads mit Lavendelwasser befeuchten und ausdrücken. Jojobaöl auf die feuchten Pads geben und sanft über die geschlossenen Lider von oben nach unten streichen. Auf dem Unterlid von außen nach innen streichen, bis die Wimperntusche vollständig entfernt ist. Diese Kombination eignet sich vor allem für empfindliche Augen und Kontaktlinsenträger. Gegebenenfalls die Reinigung wiederholen. Danach das Gesicht waschen.

Wirkung

Lavendelwasser	wirkt entzündungshemmend, beruhigend und gegen Juckreiz an den Augen
Jojobaöl	entwickelt keinen Film auf den Augen, da es ein flüssiges Wachs ist. Auch wasserfeste Wimperntusche kann damit sanft und natürlich entfernt werden

Geeignet für die empfindliche Augenpartie.

Reinigungsprodukte für das Gesicht

Reinigungsprodukte für Gesicht, Hals und Dekolleté können auch für den unreinen Rücken verwendet werden. Die Produkte werden immer frisch gemischt und sofort verwendet.

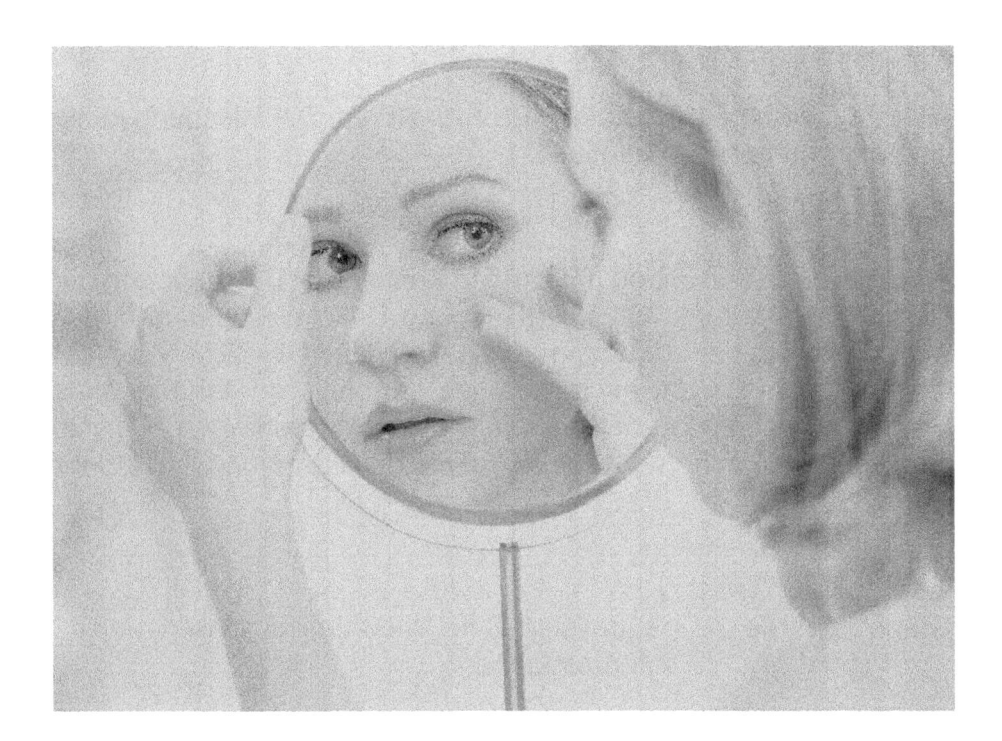

Detox Gesichtsreinigung

1 EL grüne Tonerde

1 Tr. Pfefferminze

1 Tr. Zypresse

1 EL Teebaumwasser

Alles zu einem geschmeidigen Brei verrühren. Die Mischung kühlt, erfrischt und reinigt porentief.

Anwendung

Die Reinigungsmischung mit sanften kreisenden Bewegungen auf die feuchte Haut von Gesicht, Hals und Dekolleté auftragen. Die Augenpartie dabei großzügig aussparen. Nach 1 - 2 Minuten mit reichlich Wasser abwaschen. Anschließend ein beruhigendes Gesichtswasser und eine milde Creme auftragen. Nichts Aktivierendes mehr verwenden, denn die Reinigung wirkt sehr intensiv.

Wirkung

Grüne Tonerde	neutralisiert Gifte, wirkt desinfizierend und tiefenreinigend
Pfefferminze	kühlt und regt die Durchblutung an
Zypresse	entschlackt und entgiftet
Teebaumwasser	wirkt porenverengend, reinigend und klärend

Geeignet bei starker Akne und schlecht durchbluteter Haut, sowie für eine entgiftende Frühlings- und Herbstkur (siehe Extra Schönheitstipps).

Porentiefe Gesichtsreinigung

1 EL Lavaerde

1 Tr. Salbei

1 Tr. Manuka

1 EL Myrtenwasser

Alles zu einem geschmeidigen Brei verrühren. Die Mischung reduziert die Talgproduktion und wirkt porentief.

Anwendung

Die Reinigungsmischung mit sanften kreisenden Bewegungen auf die feuchte Haut von Gesicht, Hals und Dekolleté auftragen. Die Augenpartie dabei großzügig aussparen. Nach 1 - 2 Minuten mit reichlich Wasser abwaschen.

Wirkung

Lavaerde	entfettet und reinigt gründlich
Salbei	reguliert die Talgproduktion
Manuka	wirkt antibakteriell und antiviral
Myrtenwasser	ist antiseptisch und reguliert die Talgproduktion

Geeignet bei Akne und für fettige Haut.

Sanfte Gesichtsreinigung

1 EL weiße Tonerde

½ TL Calendulaöl

1 EL Lavendelwasser

Alles zu einem geschmeidigen Brei verrühren.

Anwendung

Die Reinigungsmischung auf die feuchte Haut von Gesicht, Hals und Dekolleté mit sanften kreisenden Bewegungen auftragen. Die Augenpartien dabei großzügig aussparen. Nach 1 - 2 Minuten mit reichlich Wasser abwaschen.

Wirkung

Weiße Tonerde	wirkt beruhigend und geweberegenerierend
Calendulaöl	macht die Haut widerstandsfähig, mildert Entzündungen
Lavendelwasser	entspannt und lindert Hautirritationen

Geeignet für jeden Hautzustand.

Gesichtsreinigung für narbige Haut

1 TL weiße Tonerde

1 TL grüne Tonerde

½ TL Wildrosenöl

2 TL Hamameliswasser

Alles zu einem geschmeidigen Brei verrühren.

Anwendung

Die Reinigungsmischung mit sanften kreisenden Bewegungen auf die feuchte Haut von Gesicht, Hals und Dekolleté auftragen. Die Augenpartien dabei großzügig aussparen. Nach 1 - 2 Minuten alles mit reichlich Wasser abwaschen.

Wirkung

Weiße Heilerde	beruhigt die Haut
Grüne Tonerde	entgiftet und leitet Schlacken aus
Wildrosenöl	verfeinert die Hautstruktur
Hamameliswasser	wirkt porenverengend

Geeignet bei narbiger Akne, bestehenden Narben und zur Vorbeugung.

Gesichtswässer

Die empfohlenen Pflanzenwässer können alle als Gesichtswasser verwendet werden. Wässer wirken feuchtigkeitsspendend, geben der Haut bereits Wirkstoffe und neutralisieren den PH-Wert. Nach jeder Gesichtsreinigung und zwischendurch aufgesprüht, sorgen sie für eine ausgeglichene, ebenmäßige Haut. Noch besser ist die Wirkung, wenn Sie ätherische Öle in die Pflanzenwässer träufeln. Die Haltbarkeit des Gesichtswassers entspricht der Haltbarkeit der jeweils zugefügten ätherischen Öle. Wenn du zum Beispiel Teebaumöl beigemischt hast, ist das Gesichtswasser sechs Monate haltbar. Verwendet man regelmäßig 2 x täglich Gesichtswasser, reichen 100 ml für circa vier Monate. Vor jeder Anwendung gut schütteln, damit sich Pflanzenwasser und ätherische Öle gut verbinden.

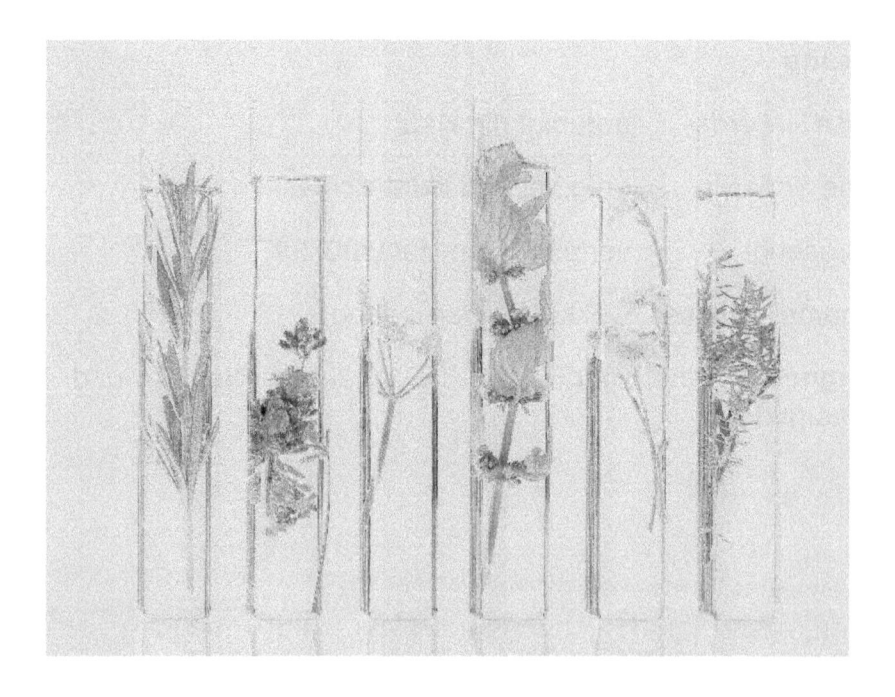

Rescue-Gesichtswasser

50 ml Orangenblütenwasser

3 Tr. Rosengeranie

3 Tr. Palmarosa

3 Tr. Neroli 10%

Pflanzenwasser in eine Sprühflasche füllen. Ätherische Öle dazu träufeln und schütteln.

Anwendung

Nach der Hautreinigung und auch zwischendurch großzügig aufsprühen.

Wirkung

Orangenblütenwasser	beruhigt die Haut und verfeinert die Poren
Rosengeranie	wirkt hormonregulierend und hautregenerierend
Palmarosa	pflegt die Haut besonders sanft
Neroli 10%	beruhigt, pflegt und wirkt antibakteriell

Geeignet für trockene Haut und Mischhaut.

Mildes Gesichtswasser

50 ml Lavendelwasser

5 Tr. Lavendel

5 Tr. Neroli 10%

Pflanzenwasser in eine Flasche füllen. Ätherischen Öle hinein träufeln und schütteln.

Anwendung

Zwei Wattepads vollständig mit dem Gesichtswasser tränken und damit Gesicht, Hals und Dekolleté großzügig tonisieren.

Wirkung

Lavendelwasser	hemmt Entzündungen und beruhigt die Haut
Lavendel	ist desinfizierend und zellregenerierend
Neroli 10%	wirkt antibakteriell, juckreizstillend

Geeignet für empfindliche, irritierte Haut.

Klärendes Gesichtswasser

50 ml Teebaumwasser

4 Tr. Manuka

5 Tr. Lavendel fein

Pflanzenwasser in eine Flasche füllen. Ätherische Öle hinein träufeln und schütteln. Der Duft ist sehr herb.

Anwendung

Zwei Wattepads vollständig mit dem Gesichtswasser tränken und damit Gesicht, Hals und Dekolleté großzügig tonisieren.

Wirkung

Teebaumwasser	reinigt und klärt
Manuka	wirkt entzündungshemmend und wundheilend
Lavendel fein	regeneriert und desinfiziert die Haut

Geeignet für jeden Hautzustand.

Rasur & Bartpflege für Ihn

Mit den folgenden und den bereits beschriebenen Reinigungsmischungen, kann täglich rasiert und gepflegt werden. Die Haltbarkeit der Produkte beträgt ca. sechs Monate.

Detox-Rasuröl

30 ml Sesamöl

3 Tr. Manuka

2 Tr. Zypresse

1 Tr. Salbei

Pflanzenöl in eine Flasche füllen. Ätherische Öle hinein träufeln und schütteln.

Anwendung

Das Öl auf die feuchte Haut auftragen, rasieren und abwaschen.

Wirkung

Sesamöl	leitet überflüssige Fette und Schlacken aus
Manuka	klärt und schließt Wundränder
Zypresse	desinfiziert und verfeinert die Poren
Salbei	reguliert die Talgproduktion

Geeignet für irritierte, fettige, unreine Haut.

Rasurgel

30 ml Teebaumwasser

½ TL   Xanthan

1 TL   Traubenkernöl

2 Tr.   Zeder

2 Tr.   Zypresse

Teebaumwasser und Xanthan in eine Schüssel geben und mit einem Handrührgerät ca. 5 Minuten rühren, bis keine Flocken mehr sichtbar sind. 10 Minuten quellen lassen. Traubenkernöl und ätherische Öle einrühren und in einen Tiegel geben.

Anwendung

Gel auf die feuchte Haut auftragen, rasieren und abwaschen.

Wirkung

Teebaumwasser	verfeinert die Poren und entfettet sanft
Traubenkernöl	wirkt antioxidativ und regenerierend
Zeder	ist juckreizstillend und entzündungshemmend
Zypresse	hat eine antibakterielle und porenverengende Wirkung
Xanthan	sorgt für die gelartige Konsistenz der Mischung

Geeignet für jeden Hautzustand.

Bart-Öl

30 ml Jojobaöl

3 Tr. Neroli 10%

2 Tr. Palmarosa

Ätherische Öle in das Pflanzenöl träufeln und schütteln.

Anwendung

Bart-Öl auf die gereinigte, feuchte Haut auftragen, rasieren und dabei die Klinge immer wieder reinigen. Mit klarem Wasser abwaschen.

Wirkung

Jojobaöl bindet Feuchtigkeit in Haut und Haar

Neroli 10% wirkt antibakteriell

Palmarosa regeneriert die Haut

Geeignet für empfindliche und unreine Haut und bei Vollbart.

After-Shave für Ihn

Nach der Rasur empfiehlt sich stets ein After-Shave, um kleine Schnittverletzungen zu desinfizieren und Poren zu verengen. Im Anschluss daran kann die Haut mit einer Creme oder einem leichten Fluid gepflegt werden.

Hautstärkendes After-Shave

30 ml Immortellenwasser

2 Tr. Salbei

3 Tr. Wacholderbeere

Pflanzenwasser und ätherische Öle in eine Sprühflasche gießen und schütteln. Ergibt ein feines, herbes After-Shave.

Anwendung

Nach jeder Reinigung und Rasur das After-Shave auf die Haut sprühen.

Wirkung

Immortellenwasser	wirkt abschwellend und regenerierend
Salbei	reinigt und klärt die Haut
Wacholderbeere	stärkt das Gewebe und leitet Schlacken aus

Geeignet für jeden Hautzustand.

Kühlendes After-Shave

30 ml   Pfefferminzwasser

2 Tr.   Salbei

2 Tr.   Pfefferminze

Pflanzenwasser und ätherische Öle in eine Sprühflasche füllen und schütteln. Ergibt ein frisches, aktivierendes After-Shave.

Anwendung

Nach jeder Reinigung und Rasur das After-Shave auf die Haut sprühen.

Wirkung

Pfefferminzwasser   kühlt und klärt die Haut

Salbei   reguliert die Talgproduktion

Pfefferminze   wirkt zellerneuernd und entzündungshemmend

Geeignet bei müder, fettiger Haut.

After-Shave & Fluid 2 in 1

15 ml Myrtenwasser

15 ml Inka-Nuss Öl

Pflanzenwasser und ätherisches Öl in eine Sprühflasche füllen und schütteln. Ergibt eine herbe, pflegende Schüttelemulsion.

Anwendung

Vor jeder Anwendung gut schütteln, damit sich Wasser und Öl verbinden. Nach der Rasur und nach dem Waschen großzügig aufsprühen. Durch die Kombination von Wasser und Öl ist ein Eincremen im Anschluss nicht mehr nötig.

Wirkung

Myrtenwasser reguliert die Talgproduktion

Inka-Nuss Öl verringert Verhornungsstörungen

Geeignet bei trockener Haut und Mischhaut.

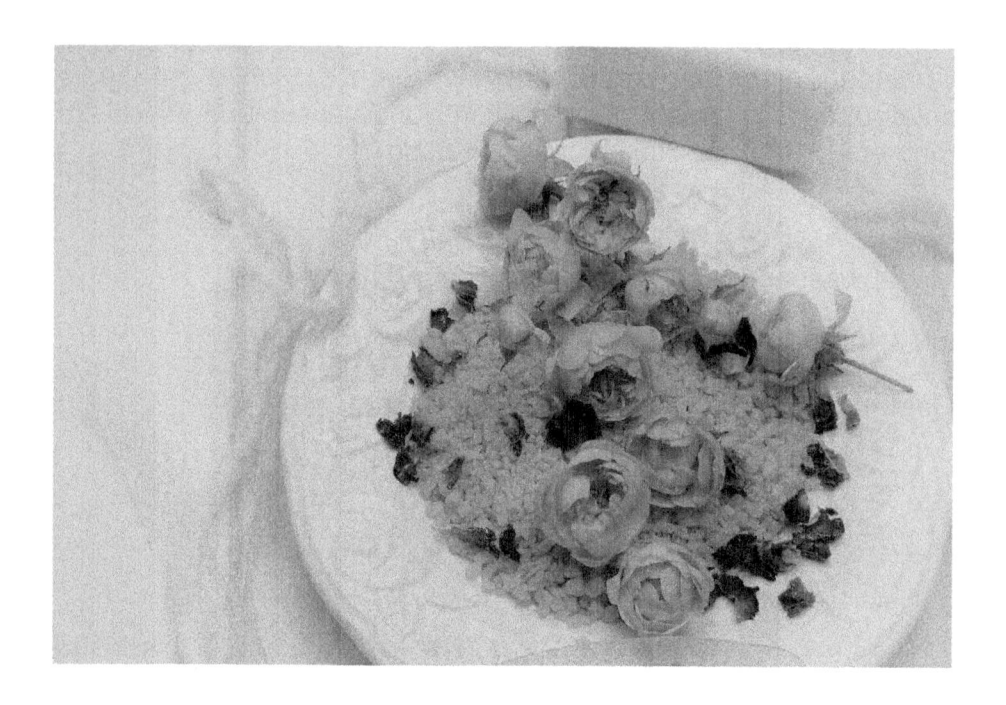

Gesichtspeeling

Wöchentlich kannst du ein Peeling machen, um abgestorbene Hautschuppen sanft zu entfernen, überschüssiges Fett aufzunehmen und die Haut von Ballast zu befreien. Die folgenden Peeling-Mischungen werden jeweils für eine Anwendung zubereitet.

Beruhigendes Gesichtspeeling

1 EL   Salz

2 Tr. Neroli 10%

3 Tr. Lavendel

1-2 Tr. Sanddornfruchtfleischöl

1 EL   Orangenblütenwasser

Ätherische Öle und Salz in einen Tiegel füllen, schließen und schütteln. Anschließend Pflanzen-wasser und Pflanzenöl dazu geben. 1 - 2 Tage ziehen lassen, damit sich der Duft entfalten kann.

Anwendung

Wöchentlich das gereinigte, feuchte Gesicht mit sanften kreisenden und streichenden Bewegungen 2-3 Minuten peelen. Die Augenpartie aussparen. Anschließend die Peeling-Mischung mit reichlich Wasser abwaschen.

Wirkung

Salz	löst tote Hautschüppchen
Neroli 10%	wirkt antibakteriell
Lavendel	bekämpft Unreinheiten
Sanddornfruchtfleischöl	beruhigt irritierte Haut
Orangenblütenwasser	spendet Feuchtigkeit

Geeignet für empfindliche Haut.

„Pickel ade" Gesichtspeeling

1 EL   Reismehl

2 - 3 EL Teebaumwasser

1 - 2 Tr. Teebaum

1 - 2 Tr. Palmarosa

1 EL   Wildrosenöl

Ätherische Öle und Reismehl in einen Tiegel füllen, schließen und schütteln. Anschließend Pflanzenwasser und Pflanzenöl dazu geben. 1-2 Tage ziehen lassen, damit sich der Duft entfalten kann.

Anwendung

Wöchentlich das gereinigte, feuchte Gesicht mit sanften kreisenden und streichenden Bewegungen 2-3 Minuten peelen. Die Augenpartie aussparen. Anschließend Peeling-Mischung mit reichlich Wasser abwaschen.

Wirkung

Reismehl	regt den Hautstoffwechsel an
Teebaum	ist ein natürliches Antibiotikum
Palmarosa	hat antivirale und antimykotische Eigenschaften
Wildrosenöl	regt die Zellerneuerung an und lindert Entzündungen
Teebaumwasser	wirkt reinigend und antibakteriell

Geeignet bei Unreinheiten und Akne.

Hautklärendes Gesichtspeeling

1 EL   Grüne Tonerde

1 Tr.   Salbei

1 Tr.   Zypresse

1 TL   Traubenkernöl

1-2 EL Immortellenwasser

Alle Zutaten zu einem Brei verrühren. Diese Peeling-Mischung wirkt durch ausleitend und gleichzeitig sehr sanft.

Anwendung

Wöchentlich das gereinigte, feuchte Gesicht mit sanften kreisenden und streichenden Bewegungen 2-3 Minuten peelen. Die Augenpartie aussparen. Anschließend die Peeling-Mischung mit reichlich Wasser abwaschen.

Wirkung

Grüne Tonerde	regt den Hautstoffwechsel an und entgiftet
Salbei	reguliert die Talgproduktion
Zypresse	wirkt porenverengend und antibakteriell
Traubenkernöl	schützt vor freien Radikalen
Immortellenwasser	regt den Lymphfluss an

Geeignet bei starker Akne.

Honig Peeling fürs Gesicht

1 EL   Honig

2 Tr. Rosengeranie

2 Tr. Manuka

2 EL   feiner Zucker

Den Honig kurz erwärmen, damit er flüssig wird. Die ätherischen Öle einträufeln. Den Zucker dazu geben und verrühren. Diese Mischung duftet fein und ist sehr angenehm auf der Haut.

Anwendung

Wöchentlich das gereinigte, feuchte Gesicht mit sanften kreisenden und streichenden Bewegungen 2-3 Minuten peelen. Die Augenpartie aussparen. Anschließend die Peeling-Mischung mit reichlich Wasser abwaschen.

Wirkung

Honig	ist entzündungshemmend und antibakteriell
Rosengeranie	verbessert die Wundheilung und regeneriert die Haut
Manuka	wirkt zellerneuernd und entzündungshemmend
Zucker	löst sanft abgestorbene Hautzellen

Geeignet für empfindliche Haut.

Körperpeeling

Detox Körperpeeling

3 EL Bio-Zucker

1 Tr. Pfefferminze

1 Tr. Salbei

2 EL Sesamöl

Ätherische Öle und Zucker in einen Tiegel füllen, schließen und schütteln. Anschließend das Sesamöl dazu geben. 1-2 Tage ziehen lassen, damit sich der Duft entfalten kann.

Anwendung

Wöchentlich mit sanften kreisenden und streichenden Bewegungen 5-6 Minuten den ganzen Körper peelen. Besonders Fersen, Schienbeine, Knie und Ellenbogen. Anschließend mit einem natürlichen Duschbalsam die Haut reinigen.

Wirkung

Zucker	peelt sanft
Pfefferminze	reinigt und entgiftet Haut und Körper
Salbei	ist hormonregulierend
Sesamöl	leitet Gifte aus dem Körper

Geeignet für jeden Hautzustand, als Frühlings- und Herbstkur.

Honig Körper Peeling

1 EL   Bio-Honig

2 Tr. Rosengeranie

2 Tr. Manuka

1 EL   Himalayasalz

Honig kurz erwärmen, damit er flüssig wird. Ätherische Öle mit dem Honig mischen, Salz dazu geben und verrühren. Die Peeling-Mischung duftet fein und verwöhnt die Haut.

Anwendung

1x wöchentlich mit sanften kreisenden und streichenden Bewegungen 5-6 Minuten den ganzen Körper peelen. Besonders Fersen, Schienbeine, Knie und Ellenbogen. Anschließend mit einem Duschbalsam die Haut reinigen.

Wirkung

Honig	wirkt entzündungshemmend und antibakteriell
Rosengeranie	ist hautregenerierend und wundheilend
Manuka	verbessert die Zellerneuerung
Himalayasalz	löst abgestorbene Hautzellen

Geeignet für die empfindliche Haut.

Ausleitendes Duschpeeling

2 EL   Salz

2 Tr.   Wacholderbeere

2 Tr.   Zypresse

2 Tr.   Zeder

1- 2 EL Jojobaöl

1 EL   Hamameliswasser

Alles zu einem Brei verrühren. Anschließendes Eincremen ist meist nicht mehr nötig. Die ausleitende Wirkung dieser Mischung ist sehr intensiv.

Anwendung

Wöchentlich mit kreisenden und streichenden Bewegungen 5-6 Minuten den ganzen Körper peelen. Besonders Fersen, Schienbeine, Knie und Ellenbogen. Anschließend duschen.

Wirkung

Salz	entfernt abgestorbene Hautschüppchen
Wacholderbeere	entschlackt und entwässert den Körper ohne Elektrolytverlust
Zypresse	entstaut und stärkt die Seele
Zeder	führt zur inneren Mitte
Jojobaöl	hält die Feuchtigkeit in der Haut
Hamameliswasser	wirkt entzündungshemmend

Geeignet für jeden Hautzustand und als Frühlings- & Herbstkur.

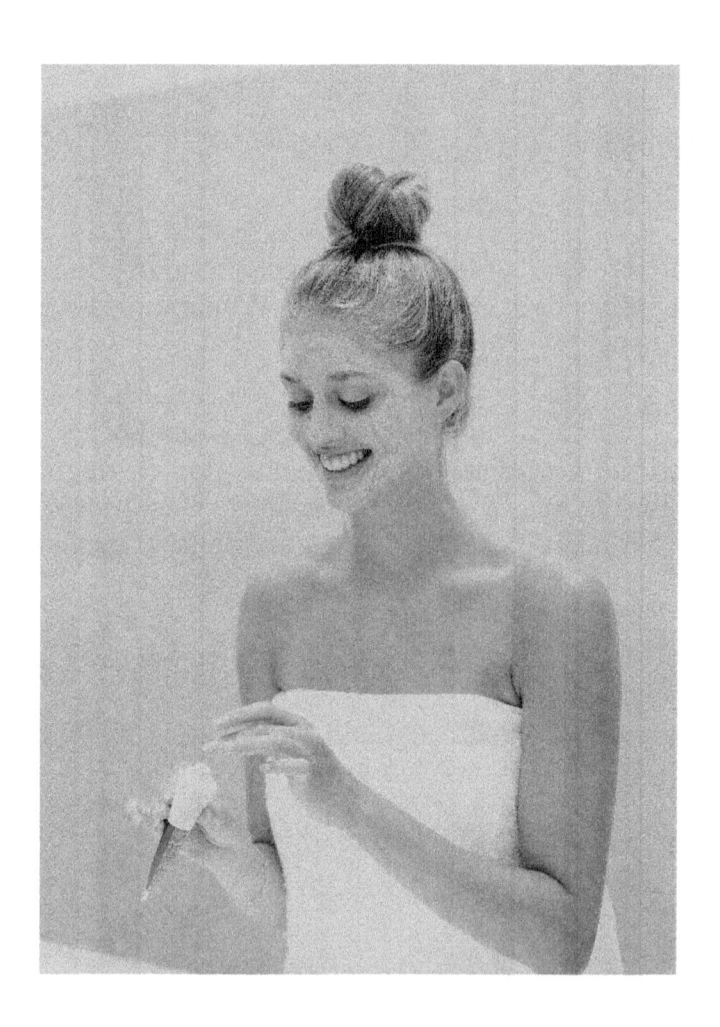

Gesichtsmasken

Masken geben der Gesichtshaut einen extra Frischekick. Sie wirken entzündungshemmend, beruhigend, reinigend und klärend. Sie werden frisch zubereitet und sofort angewendet.

Klärende Quark Gesichtsmaske

2 EL Quark

2 Tr. Lavendel

2 Tr. Teebaum

½ TL Sanddornfruchtfleischöl

Alles miteinander verrühren bis eine feste, wohlriechende Mischung entsteht.

Anwendung

Wöchentlich die Maske mit einem feinen Pinsel auf die gereinigte und gepeelte Haut von Gesicht, Hals und Dekolleté auftragen. Die Augenpartie großzügig aussparen. Am besten entspannt auf dem Sofa 10-15 Minuten einwirken lassen. Mit reichlich Wasser abwaschen. Anschließend Gesichtswasser und Pflegecreme auftragen.

Wirkung

Quark	hemmt Entzündungen, kühlt und verfeinert Poren
Lavendel	wirkt antibakteriell und antiviral
Teebaum	ist antiseptisch und hautregenerierend
Sanddornfruchtfleischöl	stärkt die Hautschutzbarriere

Geeignet für irritierte, unreine und entzündete Haut.

Kühlende Detox Gesichtsmaske

1 EL   Grüne Tonerde

2 Tr. Manuka

1 Tr. Pfefferminze

1 TL   Sesamöl

1-2 EL Hamameliswasser

Alles zu einem Brei verrühren. Die Maske regt an, kühlt, reinigt und leitet Gifte aus.

Anwendung

Wöchentlich die Maske mit einem feinen Pinsel auf die gereinigte und gepeelte Gesichtshaut, Hals und Dekolleté auftragen. Augenpartie großzügig aussparen. Entspannt auf dem Sofa 15 Minuten einwirken lassen. Mit viel Wasser abwaschen. Anschließend Gesichtswasser und Pflegecreme auftragen.

Wirkung

Grüne Tonerde	leitet Gifte aus der Haut
Manuka	wirkt antibakteriell und entzündungshemmend
Pfefferminze	kühlt und entgiftet
Sesamöl	hemmt die Bildung freier Radikaler
Hamameliswasser	hat porenverengende und antiseptische Eigenschaften

Geeignet für fettige Haut und bei starker Akne. Als Frühlings- und Herbst Detoxkur für jeden Hautzustand.

Beruhigende Gesichtsmaske

1 EL	Weiße Tonerde
2 Tr.	Neroli 10%
2 Tr.	Palmarosa
1 TL	Traubenkernöl
1 1/2 EL	Lavendelwasser

Alles zu einem Brei verrühren. Die Maske wirkt sanft und beruhigend auf die Haut.

Anwendung

Wöchentlich die Maske mit einem feinen Pinsel auf die gereinigte und gepeelte Haut von Gesicht, Hals und Dekolleté auftragen. Die Augenpartie aussparen. Entspannt auf dem Sofa 15 Minuten einwirken lassen. Mit reichlich Wasser abwaschen. Anschließend Gesichtswasser und Pflegecreme auftragen.

Wirkung

Weiße Tonerde	beruhigt irritierte Haut
Neroli 10%	wirkt hautpflegend und stimmungsaufhellend
Palmarosa	ist besonders hautpflegend und regenerierend
Traubenkernöl	fördert Mikrozirkulation und Zellerneuerung
Lavendelwasser	beruhigt Irritationen und Infektionen

Geeignet für empfindliche, irritierte und strapazierte Haut.

Narben Gesichtsmaske

1 EL Lavaerde

1 -2 Tr. Zeder

½ - 1 EL Wildrosenöl

1 - 2 EL Immortellenwasser

Alles miteinander vermischen. Je mehr Ölanteil desto geschmeidiger wird die Maske. Sie wird fest auf der Haut und kann dadurch etwas kribbeln. Nach der Maske ist die Haut gut gesättigt.

Anwendung

Wöchentlich die Maske mit einem feinen Pinsel auf die gereinigte und gepeelte Haut von Gesicht, Hals und Dekolleté auftragen. Die Augenpartie aussparen. Am besten entspannt auf dem Sofa 10-15 Minuten einwirken lassen. Mit reichlich Wasser abwaschen. Anschließend Gesichtswasser und Pflegecreme auftragen.

Wirkung

Lavaerde	entfettet und reinigt gründlich
Zeder	wirkt juckreiz-, schmerzstillend und entzündungshemmend
Wildrosenöl	reguliert den Verhornungsprozess und aktiviert die Zellregeneration
Immortellenwasser	entstaut die Haut und reduziert Rötungen

Geeignet für vernarbte, empfindliche Haut.

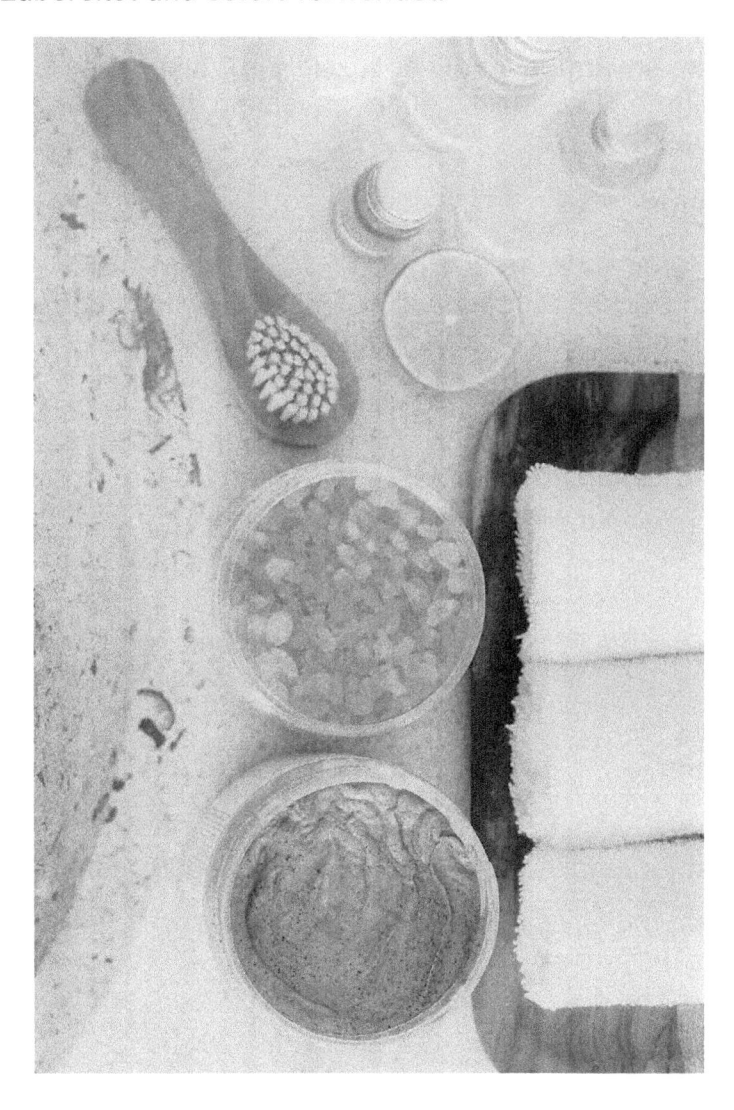

Körpermasken

Körpermasken sind besonders hautschmeichelnd und verwöhnend. Sie wirken reinigend auf dem Dekolleté und beruhigend bei Pusteln und Pickeln auf dem Rücken. Sie werden frisch zubereitet und sofort verwendet.

Sanfte Honig Körpermaske

1-2 EL Honig

3 Tr.   Lavendel

2 Tr.   Rosengeranie

Honig kurz erwärmen, damit er flüssig wird. Ätherische Öle in den Honig rühren. Die Maske führt zu einem besonders seidigen Hautgefühl.

Anwendung

Rücken: Wöchentlich die Honigmaske auf den gereinigten und gepeelten Rücken auftragen. 15 Minuten einwirken lassen. Dabei ruhen. Anschließend mit Duschbalsam abwaschen.

Körper: Wöchentlich die Honigmaske auf den gereinigten und gepeelten Körper auftragen. 15 Minuten in die Sauna oder ins Dampfbad gehen und die Maske einwirken lassen. Anschließend mit Duschbalsam abwaschen und ruhen.

Wirkung

Honig	macht die Haut geschmeidig
Lavendel	beruhigt und regeneriert
Rosengeranie	wirkt hormonregulierend und verfeinert die Poren

Geeignet für empfindliche, trockene Haut und Mischhaut.

Entgiftende Körpermaske

4 EL   Grüne Tonerde

2 EL   Sesamöl

2 Tr. Wacholderbeere

2 Tr. Zypresse

4 EL   Myrtenwasser

Alles zu einem geschmeidigen Brei verrühren. Die Maske hat eine aktivierende Wirkung.

Anwendung

Rücken: Wöchentlich die entgiftende Körpermaske auf den gereinigten und gepeelten Rücken auftragen. 15 Minuten einwirken lassen. Dabei ruhen. Anschließend abduschen.

Körper: Wöchentlich die entgiftende Körpermaske auf den gereinigten und gepeelten Körper auftragen. 5-10 Minuten einwirken lassen und anschließend abduschen.

Wirkung

Grüne Tonerde	absorbiert Gifte und störende Stoffwechselprodukte
Sesamöl	wärmt und entgiftet
Wacholderbeere	entschlackt und entgiftet den Körper
Zypresse	entstaut und stärkt die Psyche
Myrtenwasser	reguliert die Talgproduktion der Haut

Geeignet für unreine Körperhaut. Als entgiftende Frühlings- und Herbstkur für jeden Hautzustand.

Porentief reinigende Körpermaske

4 EL Lavaerde

2 EL Traubenkernöl

2 Tr. Manuka

2 Tr. Neroli 10 %

4 EL Immortellenwasser

Alles zu einem Brei verrühren. Die Maske hat eine reinigende, hautverfeinernde Wirkung.

Anwendung

Rücken: Wöchentlich die porentief reinigende Körpermaske auf den sauberen, gepeelten Rücken auftragen.

15 Minuten einwirken lassen. Dabei ruhen. Anschließend mit Duschbalsam abwaschen.

Körper: Wöchentlich die porentief reinigende Körpermaske auf den sauberen, gepeelten Körper auftragen. 5-10 Minuten einwirken lassen. Mit Duschbalsam abwaschen und ruhen.

Wirkung

Lavaerde	entfettet und reinigt gründlich
Traubenkernöl	regt die Mikrozirkulation an
Manuka	wirkt stark hautregenerierend
Neroli 10%	ist antibakteriell und hebt die Stimmung
Immortellenwasser	wirkt abschwellend und zellerneuernd

Geeignet für jeden Hautzustand.

Wohltuende Körperöl-Maske

5 ml   Inka-Nuss Öl

25 ml Jojobaöl

2 Tr. Salbei

4 Tr. Zeder

Pflanzenöle mischen. Ätherische Öle hinein träufeln, Fläschchen schließen und schütteln. Die Mischung kann in einem hitzebeständigen Glas-Messbecher auf dem Herd leicht erwärmt werden.

Anwendung

Rücken: Wöchentlich die warme Körper-Ölmaske auf den gereinigten und gepeelten Rücken auftragen. Ein Wärmekissen darüber legen und 15 Minuten ruhen. Anschließend mit Duschbalsam abwaschen.

Körper: Wöchentlich die Maske auf den gereinigten und gepeelten Körper auftragen und 15 Minuten in der Sauna einwirken lassen, oder an einem warmen Ort entspannen. Anschließend mit Duschbalsam abwaschen und ruhen.

Wirkung

Inka-Nuss Öl	verringert Verhornungsstörungen
Jojobaöl	reguliert den Feuchtigkeitshaushalt der Haut
Salbei	normalisiert die Talgproduktion
Zeder	entstaut die Lymphe

Geeignet für empfindlicher Haut.

Tägliche Pflege für Gesicht und Körper

Für die tägliche Pflege kannst du Pickel-Roll-Ons, Gele, Fluids und Cremes nutzen. Die DIY-Rezepturen sind einfach und schnell nachzumachen.

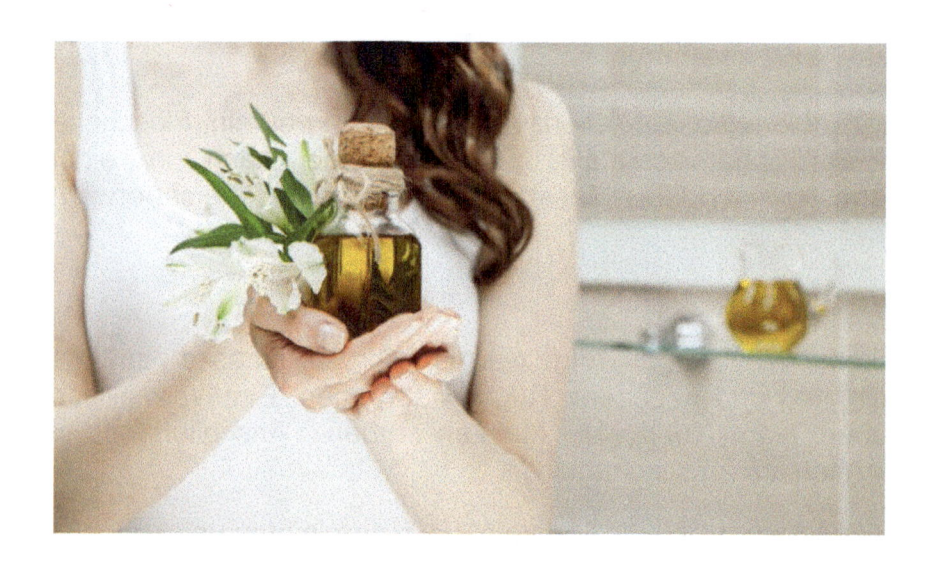

Spezialprodukte gegen Hautunreinheiten

Roll-Ons und Gele sind eine schnelle Hilfe, um entstehende und reife Unreinheiten rechtzeitig in den Griff zu bekommen. Sie dienen als gezielte SOS-Hilfe bei Unreinheiten und Akne, sind einfach herzustellen und haben in jeder Tasche Platz. Roll-Ons werden punktuell auf Unreinheiten aufgetragen. Für größere Partien, wie beispielsweise bei unreinem Rücken, eignen sich die Gele. Roll-Ons und Gele sind ca. 6 Monate haltbar.

Hautklar Roll-On (ölfrei)

10 ml Teebaumwasser

2 Tr. Teebaum

2 Tr. Manuka

Alle Zutaten mit einem kleinen Trichter in ein Roll-On Fläschchen füllen. Mit der Kugel verschließen, den Deckel darauf drehen und schütteln. Durch die hohe Wirksamkeit der ätherischen Öle ist dieser Roll-On ein desinfizierender Soforthelfer.

Anwendung

Den Anti-Pickel Roll-On punktuell auf Unreinheiten auftragen. Bei starker Akne und Entzündungen kann er bis zu 4x täglich aufgetragen werden. Die Augenpartie großzügig aussparen.

Wirkung

Teebaumwasser	reguliert den PH Wert der Haut
Teebaum	dient als „Breitbandantibiotikum"
Manuka	wirkt entzündungshemmend, wundheilend und hautregenerierend

Geeignet bei Hautunreinheiten, Akne und Entzündungen.

Kühlender SOS Roll-On (ölfrei)

10 ml Pfefferminzwasser

1 Tr. Pfefferminze

2 Tr. Zypresse

Alle Zutaten mit einem kleinen Trichter in einen Roll-On füllen. Mit der Kugel verschließen, den Deckel darauf drehen und schütteln. Ergibt einen kühlenden, klärenden Soforthelfer.

Anwendung

Den SOS Roll-on punktuell auf Unreinheiten auftragen. Bei starker Akne und Entzündungen kann er bis zu 4x täglich aufgetragen werden. Die Augenpartie großzügig aussparen.

Wirkung

Pfefferminzwasser	pflegt, kühlt und klärt die Haut
Pfefferminze	wirkt entzündungshemmend und hautregenerierend
Zypresse	verfeinert die Poren und beruhigt schmerzhafte Stellen

Geeignet bei Unreinheiten, Akne und Entzündungen.

Pflegender Roll-On „Starkes Duo"

10 ml Jojobaöl

1 Tr. Salbei

2 Tr. Palmarosa

Alle Zutaten mit einem kleinen Trichter in einen Roll-On füllen. Mit der Kugel verschließen, den Deckel darauf drehen und schütteln. Dieser Roll-On verbindet milden Duft mit starker Wirkung.

Anwendung

Den pflegenden Roll-On 2-4x täglich punktuell auf Hautunreinheiten und nach dem wöchentlichen Peeling auftragen. Die Augenpartie aussparen.

Wirkung

Jojobaöl	schützt die Haut und wirkt Feuchtigkeitsverlust entgegen
Salbei	reguliert die Talgproduktion
Palmarosa	ist sanft zur Haut und stark gegen Bakterien und Viren

Geeignet für empfindliche, trockene Haut und Mischhaut.

Pflegender Roll-On „Balance"

10 ml Calendulaöl

2 Tr. Manuka

2 Tr. Lavendel

Alle Zutaten mit einem kleinen Trichter in einen Roll-On füllen. Mit der Kugel verschließen, den Deckel darauf drehen und schütteln. Dieser Roll-On ist besonders hautfreundlich und mild.

Anwendung

Bis zu 4x täglich punktuell auf Unreinheiten auftragen.

Wirkung

Calendulaöl	beruhigt und schützt die Haut
Manuka	wirkt antibakteriell und entzündungshemmend
Lavendel	ist schmerzlindernd und desinfizierend

Geeignet für jeden Hautzustand, vor allem bei irritierter, empfindlicher Haut.

Ölfreies Pickelgel „Feine Haut"

30 ml Immortellenwasser

½ TL Xanthan

2 Tr. Rosengeranie

2 Tr. Zeder

Alle Zutaten mit einem Rührgerät vermischen, bis sich das Xanthan vollständig aufgelöst hat. In einen Tiegel füllen und den Deckel verschließen.

Anwendung

Das kühlende Gel mit einem Spatel aus dem Tiegel nehmen, um eine Verbreitung von Bakterien zu vermeiden. Morgens und abends auf die gereinigten Hautpartien auftragen. Anschließend die tägliche Pflegecreme anwenden.

Abends das Gel auf den gereinigten Rücken auftragen.

Wirkung

Immortellenwasser reduziert Rötungen und Unreinheiten

Xanthan	verdickt das Produkt und sorgt für eine gelartige Substanz
Rosengeranie	reguliert die Hautflora und verfeinert die Haut
Zeder	wirkt entzündungshemmend und zellregenerierend

Geeignet für sehr fettige Haut, starke Akne, Narben und bei unreinem Rücken.

Ölfreies Pickelgel „Soft"

30 ml Lavendelwasser

½ TL Xanthan

2 Tr. Lavendel

2 Tr. Neroli 10 %

Alle Zutaten mit einem Rührgerät vermischen, bis sich das Xanthan vollständig aufgelöst hat. In einen Tiegel füllen und den Deckel verschließen.

Anwendung

Gel mit einem Spatel aus dem Tiegel nehmen, um eine Verbreitung von Bakterien zu vermeiden. Morgens und abends auf die gereinigten Hautpartien auftragen. Anschließend die tägliche Pflegecreme anwenden.

Wirkung

Lavendelwasser	beruhigt irritierte Haut
Xanthan	verdickt das Produkt und sorgt für eine gelartige Substanz
Lavendel	wirkt schmerzlindernd und desinfizierend
Neroli 10%	ist antiseptisch und juckreizstillend

Geeignet für empfindliche, irritierte, trockene Haut und bei leichten Hautunreinheiten.

Leichte Pflege

Fluids kühlen und beruhigen die Haut und lindern Entzündungen. Du kannst sie als leichte Sommerpflege oder zur täglichen Pflege anwenden. Die Tiegel sind schnell vorbereitet und ihr Inhalt reicht beim morgendlichen und abendlichen Auftragen ca. 2 Monate.

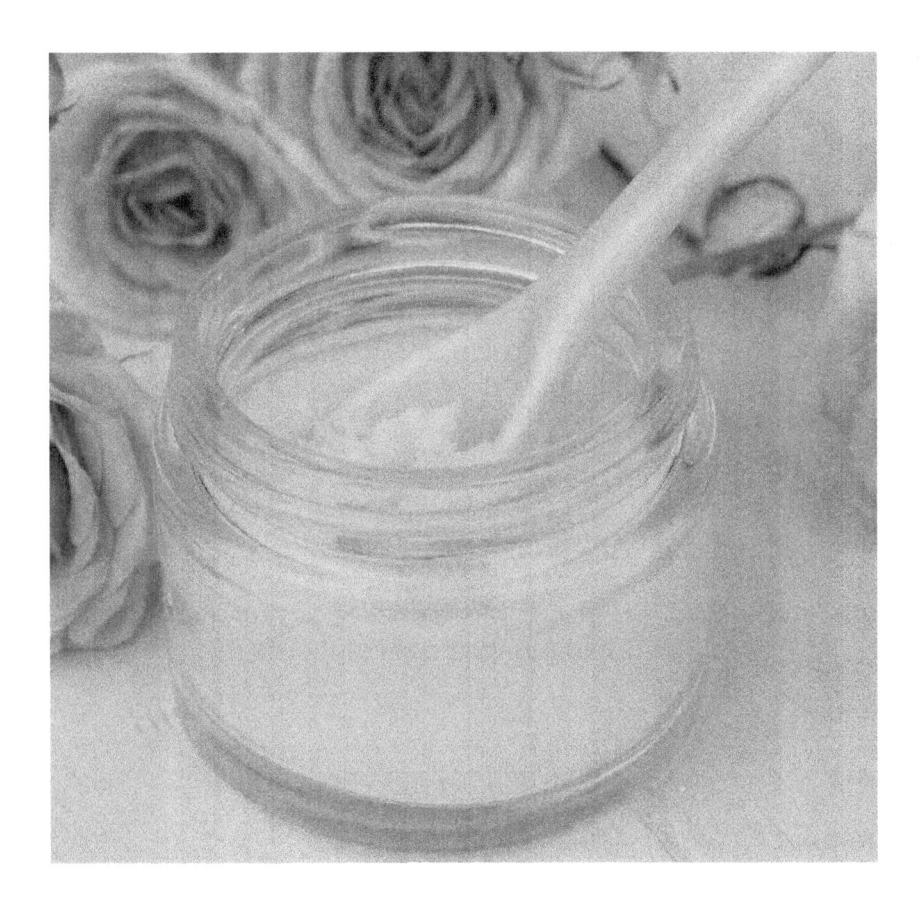

Fluid „Reine Haut"

20 ml Hamameliswasser

10 ml Traubenkernöl

½ TL Xanthan

2 Tr. Salbei

Alle Zutaten mit einem Rührgerät vermischen, bis sich das Xanthan vollständig aufgelöst hat. In einen Tiegel füllen und den Deckel verschließen. Das Fluid verdickt sich nach kurzer Zeit.

Anwendung

Fluid mit einem Spatel aus dem Tiegel herausnehmen, um die Entstehung von Bakterien im Gefäß zu vermeiden. Morgens und abends auf die gereinigte und tonisierte Haut von Gesicht, Hals und Dekolleté auftragen.

Wirkung

Hamameliswasser	ist klärend, antiseptisch und porenverfeinernd
Traubenkernöl	regt die Mikrozirkulation an und gleicht den Lipidhaushalt der Haut aus
Xanthan	verdickt das Fluid
Salbei	wirkt wundheilend und schweißhemmend

Geeignet für jeden Hautzustand.

Sensitiv Fluid

30 ml Orangenblütenwasser

½ TL Xanthan

10 ml Calendulaöl

6 Tr. Neroli 10%

Alle Zutaten mit einem Rührgerät vermischen, bis sich das Xanthan vollständig aufgelöst hat. In einen Tiegel füllen und den Deckel verschließen. Das Fluid verdickt sich nach kurzer Zeit.

Anwendung

Fluid mit einem Spatel aus dem Tiegel herausnehmen, um die Entstehung von Bakterien im Gefäß zu vermeiden. Morgens und abends auf die gereinigte und tonisierte Haut von Gesicht, Hals und Dekolleté auftragen.

Wirkung

Orangenblütenwasser	verfeinert den Teint
Calendulaöl	stärkt die Widerstandskraft der Haut
Neroli 10%	wirkt hautpflegend und stark antibakteriell
Xanthan	verdickt das Produkt

Geeignet für empfindliche Haut.

Getöntes Fluid

30 ml Hamameliswasser

½ TL Xanthan

1 ml Sanddornfruchtfleischöl

5 Tr. Palmarosa

Alle Zutaten mit einem Rührgerät vermischen, bis sich das Xanthan vollständig aufgelöst hat. In einen Tiegel füllen und den Deckel verschließen. Das Fluid verdickt sich nach kurzer Zeit.

Anwendung

Fluid mit einem Spatel aus dem Tiegel herausnehmen, um die Entstehung von Bakterien im Gefäß zu vermeiden. Morgens und abends auf die gereinigte und tonisierte Haut von Gesicht, Hals und Dekolleté auftragen.

Wirkung

Hamameliswasser	verfeinert die Poren
Xanthan	verdickt das Fluid
Sanddornfruchtfleischöl	tönt, regeneriert und schützt geschädigte Haut intensiv
Palmarosa	pflegt die Haut und wirkt antibakteriell und antimykotisch

Geeignet für strapazierte, irritierte Haut und bei großen Poren

Beruhigendes Fluid

30 ml Lavendelwasser

½ TL Xanthan

10 ml Inka-Nuss Öl

5 Tr. Lavendel

3 Tr. Zypresse

Alle Zutaten mit einem Rührgerät vermischen, bis sich das Xanthan vollständig aufgelöst hat. In einen Tiegel füllen und den Deckel verschließen. Das Fluid verdickt sich nach kurzer Zeit.

Anwendung

Fluid mit einem Spatel aus dem Tiegel herausnehmen, um eine Entstehung von Bakterien im Gefäß zu vermeiden. Morgens und abends auf die gereinigte und tonisierte Haut von Gesicht, Hals und Dekolleté auftragen.

Wirkung

Lavendelwasser	beruhigt und lindert Juckreiz
Xanthan	verdickt und stabilisiert das Fluid
Inka-Nuss Öl	ist feuchtigkeitsspendend, stärkend und regenerierend
Lavendel	beruhigt, besänftigt und gleicht aus
Zypresse	lindert Juckreiz, ist schmerzstillend und porenverengend

Geeignet für zarte, dünne Haut und leichte Akne.

Pflegeöle

Die Kombination von reinen Pflanzenölen und ätherischen Ölen ist eine Wohltat für die Haut. Gemischte Pflegeöle regen den Stoffwechsel an und verbessern das Hautbild. Auf die feuchte Haut aufgetragen, ziehen sie rasch ein. Sie werden anstelle einer Creme oder einem Fluid aufgetragen. Pflanzenöle eignen sich besonders als Nachtpflege, da sie den nächtlichen Regenerationsprozess der Haut wirksam unterstützen. 30 ml reichen bei täglicher Anwendung 3-4 Monate.

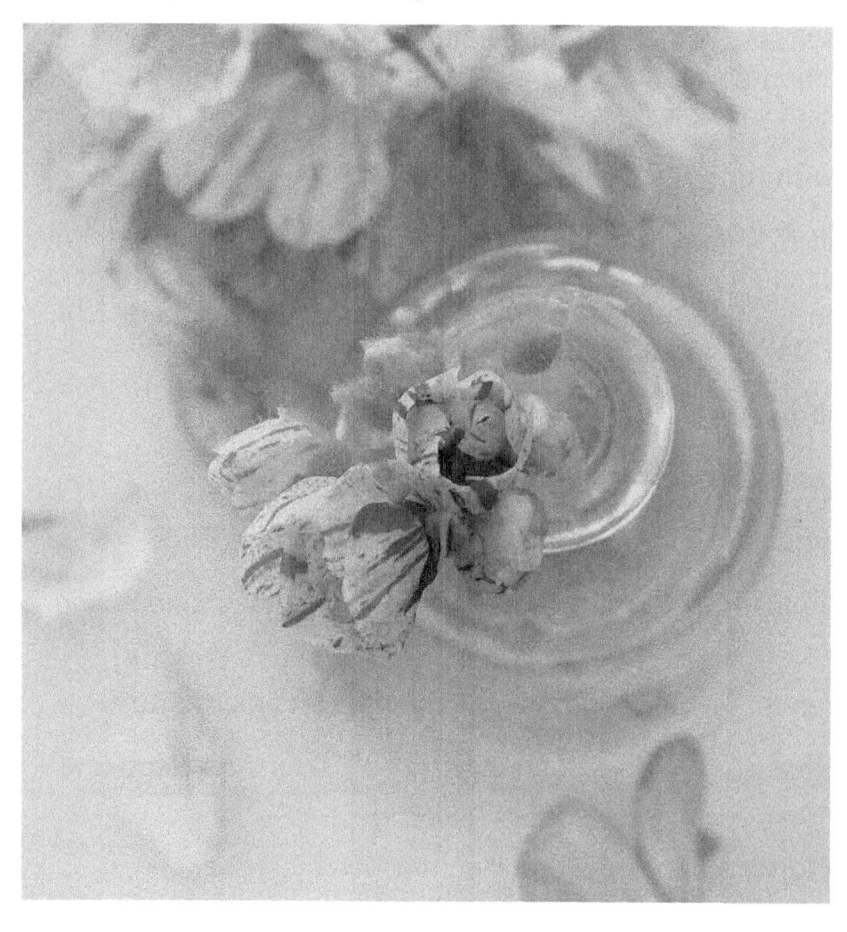

Anti-Pickel Öl

30 ml Inka-Nuss Öl

3 Tr. Teebaum

3 Tr. Lavendel

Ätherische Öle in das Inka-Nuss-Öl träufeln, den Deckel verschließen und schütteln. Pumpfläschchen machen die Entnahme absolut hygienisch ist.

Anwendung

Abends eine kleine Menge Anti-Pickel Öl auf die gereinigte und tonisierte Haut von Gesicht, Hals und Dekolleté auftragen. Wenn die Haut durch das Gesichtswasser noch feucht ist, zieht das Pflegeöl schnell ein.

Wirkung

Inka-Nuss Öl	regeneriert und gleicht die Talgproduktion aus
Teebaum	ist wundheilend und entzündungshemmend
Lavendel	wirkt antibakteriell, antiviral, desinfizierend und zellregenerierend

Geeignet für Mischhaut, fettige Haut und bei Unreinheiten.

Öl für empfindliche Haut

30 ml   Calendulaöl

3 Tr.   Neroli 10%

2 Tr.   Palmarosa

Die ätherischen Öle in das Calendula-Öl träufeln, den Deckel verschließen und schütteln. Pumpfläschchen machen die Entnahme absolut hygienisch.

Anwendung

Abends eine kleine Menge Pflegeöl auf die gereinigte und tonisierte Haut von Gesicht, Hals und Dekolleté auftragen. Wenn die Haut durch das Gesichtswasser noch feucht ist, zieht das Pflegeöl schnell ein.

Wirkung

Calendulaöl	stärkt die Widerstandskraft der Haut
Neroli 10%	wirkt stark antibakteriell
Palmarosa	ist besonders hautregenerierend

Geeignet für empfindliche, trockene, irritierte Haut.

SOS-Gesichtsöl

30 ml Calendulaöl

15 ml Inka-Nuss Öl

5 ml   Sanddornfruchtfleischöl

Die Pflanzenöle in ein Fläschchen träufeln, den Deckel verschließen und schütteln. Pump-fläschchen machen die Entnahme absolut hygienisch ist. Wenn die Haut in Not ist, dann helfen diese Pflanzenöle sehr sanft und effektiv.

Anwendung

Abends eine kleine Menge SOS-Gesichtsöl auf die gereinigte und tonisierte Haut von Gesicht, Hals und Dekolleté auftragen. Wenn die Haut durch das Gesichtswasser noch feucht ist, zieht das Öl schnell ein.

Wirkung

Calendulaöl	aktiviert die Kollagen-bildung und die Wundheilung
Inka-Nuss Öl	stellt das Gleichgewicht der Haut wieder her
Sanddornfruchtfleischöl	regeneriert entzündete Haut

Geeignet bei starken Entzündungen und irritierter Haut.

Porenverfeinerndes Gesichtsöl

25 ml Traubenkernöl

25 ml Calendulaöl

3 Tr. Salbei

5 Tr. Rosengeranie

Traubenkernöl und Calendulaöl miteinander mischen. Die ätherischen Öle dazu träufeln, den Deckel schließen und schütteln. Pumpfläschchen machen die Entnahme absolut hygienisch.

Anwendung

Abends eine kleine Menge porenverfeinerndes Gesichtsöl auf die gereinigte und tonisierte Haut von Gesicht, Hals und Dekolleté auftragen. Wenn die Haut durch das Gesichtswasser noch feucht ist, zieht das Öl schnell ein.

Wirkung

Traubenkernöl	regt die Mikrozirkulation an und lässt Unreinheiten schneller abklingen
Calendulaöl	aktiviert den Hautstoffwechsel und ist lindert Entzündungen
Salbei	reguliert die Talgproduktion
Rosengeranie	verfeinert die Poren

Geeignet bei großen Poren und Unreinheiten, für Mischhaut und fettige Haut.

Entschlackendes Körperöl

50 ml Sesamöl

4 Tr. Wacholderbeere

4 Tr. Zypresse

Ätherische Öle in das Sesamöl träufeln, Deckel zu und schütteln. Das herbe Öl entschlackt den Körper hervorragend.

Anwendung

Duschen, eine kleine Menge der Mischung auf die feuchte Haut auftragen und sanft einmassieren. Anschließend abtrocknen.

Wirkung

Sesamöl	entgiftet, entschlackt, wärmt und schützt die Haut
Wacholderbeere	leitet aus, entgiftet und entschlackt
Zypresse	wirkt porenverengend und entstauend

Geeignet zum Entgiften, beim Fasten, bei Übersäuerung, für unreine Haut und als Frühlingskur in Kombination mit Ölziehen.

Hautberuhigendes Körperöl

50 ml Jojobaöl

5 Tr. Lavendel fein

4 Tr. Rosengeranie

3 Tr. Zeder

Ätherische Öle in das Jojobaöl träufeln, Deckel schließen und schütteln.

Anwendung

Duschen, eine kleine Menge der Mischung auf die feuchte Haut auftragen und sanft einmassieren. Anschließend abtrocknen.

Wirkung

Jojobaöl	verbessert die Elastizität der Haut
Lavendel fein	ist zellregenerierend und entzündungshemmend
Rosengeranie	stärkt den Hautschutzmantel
Zeder	wirkt entzündungshemmend

Geeignet zur sanften Körperpflege bei jedem Hautzustand.

Gesichtcremes

Die Besonderheit einer Pflege mit ätherischen Ölen ist ihre Zweifachwirkung. Sie erzielt hervorragende Resultate bei Hautproblemen und hat eine positive Wirkung auf die Seele. Daher sind die vorgeschlagenen Cremes „Kosmetik für Haut und Sinne".

Die Haut hat jahreszeitlich bedingt unterschiedliche Pflegebedürfnisse. Sie braucht im Winter meist reichhaltigere Pflegeprodukte als im Sommer. Wähle deine Creme entsprechend deiner individuellen Bedürfnisse anhand der folgenden Rezepturen aus. Jedes Pflegeprodukt eignet sich zur Tages- und Nachtpflege und ist ca. 6 Monate haltbar. Es kann passieren, dass sich die Sheabutter von den übrigen Zutaten löst (weil eventuell nicht lange genug gerührt wurde). Dann fühlt sich die Creme im ersten Moment bröselig an. Durch die Wärme der Haut verbinden sich jedoch die einzelnen Bestandteile der Creme wieder miteinander und sie lässt sich geschmeidig verstreichen.

Manche Cremes werden beim Mischen erwärmt, andere kalt gerührt. Das ergibt andere Konsistenzen. Eigentlich ist es wie beim Kuchen backen, der eine ist mit Hefe, der andere ohne. Nimm die gewünschte Menge Creme mit einem Holzspatel aus dem Tiegel. Du kannst den Spatel mit Lavendel desinfizieren und öfter mal austauschen, damit er nicht verkeimt.

Rescue-Gesichtscreme

25 g   Sheabutter

5 ml   Traubenkernöl

3 Tr.   Neroli 10%

3 Tr   Palmarosa

Sheabutter und Traubenkernöl auf maximal 60 Grad erwärmen und dabei 10 Minuten mit einem Rührgerät mischen, damit sie sich bleibend verbinden. Die Mischung bis auf 40 Grad abkühlen lassen und die ätherischen Öle hinein träufeln. In einen Tiegel füllen und geöffnet abkühlen lassen. Diese Mischung ergibt eine reichhaltige Creme mit zartem Duft.

Anwendung

Morgens und abends Gesicht, Hals und Dekolleté eincremen.

Wirkung

Sheabutter	bindet Feuchtigkeit in der Haut
Traubenkernöl	wirkt gegen freie Radikale und stärkt den Hautschutzmantel
Neroli 10%	dient als Rescue für Haut und Seele
Palmarosa	schützt die Haut gegen Bakterien, Viren und Pilze

Geeignet für empfindliche, trockene Haut und Mischhaut.

Ausgleichende Gesichtscreme

20 g   Sheabutter

10 ml Jojobaöl

3 Tr. Lavendel fein

3 Tr. Rosengeranie

Sheabutter, Jojobaöl und ätherische Öle 10 Minuten mit einem Rührgerät mischen, damit sich alles bleibend verbindet. In einen Tiegel füllen und verschließen.

Anwendung

Morgens und abends Gesicht, Hals und Dekolleté eincremen.

Wirkung

Sheabutter	verbessert Verhornungsstörungen
Jojobaöl	hält die Feuchtigkeit in der Haut
Lavendel fein	desinfiziert
Rosengeranie	hat eine hormonregulierende, pflegende Wirkung

Geeignet für jeden Hautzustand.

Reichhaltige Gesichtscreme

15 g   Sheabutter

15 ml Calendulaöl

3 Tr. Lavendel

2 Tr. Zeder

Sheabutter, Calendulaöl und ätherischen Öle 10 Minuten mit einem Rührgerät mischen, damit sich alles bleibend verbindet. Die reichhaltige Crememischung in einen Tiegel füllen.

Anwendung

Morgens und abends Gesicht, Hals und Dekolleté eincremen.

Wirkung

Sheabutter	vermindert Feuchtigkeitsverlust und Entzündungen
Calendulaöl	schützt die Haut und aktiviert den Hautstoffwechsel
Lavendel	wirkt desinfizierend, regulierend und antiviral
Zeder	hemmt Entzündungen und Allergien

Geeignet für trockene und gereizte Haut.

Narben Exklusiv-Creme „lieblich"

15 g   Sheabutter

10 ml Wildrose

3 Tr. Rosengeranie

3 Tr. Neroli 10%

Sheabutter und Wildrosenöl auf maximal 60 Grad erwärmen und dabei 10 Minuten mit einem Rührgerät mischen, damit sie sich bleibend verbinden. Die Mischung bis auf 40 Grad abkühlen lassen und die ätherischen Öle hinein träufeln. In einen Tiegel füllen und geöffnet abkühlen lassen. Die Mischung ergibt eine weiche Creme mit lieblichem Duft.

Anwendung

Abends das gereinigte Gesicht eincremen, um über Nacht die Regeneration der Haut zu unterstützen.

Wirkung

Sheabutter	bindet die Feuchtigkeit in der Haut
Wildrose	regt die Zellteilung an
Rosengeranie	beruhigt strapazierte Haut und wirkt hormonregulierend
Neroli 10%	beruhigt empfindliche Haut

Geeignet bei starker Akne und Aknenarben, für empfindliche Haut.

Narben Exklusiv-Pflege „herb"

15 g   Sheabutter

10 ml Wildrose

2 Tr. Salbei

3 Tr. Zeder

Sheabutter und Wildrosenöl auf maximal 60 Grad erwärmen und dabei 10 Minuten mit einem Rührgerät mischen, damit sie sich bleibend verbinden. Die Mischung bis auf 40 Grad abkühlen lassen und die ätherischen Öle hinein träufeln. In einen Tiegel füllen und geöffnet abkühlen lassen. Die Mischung ergibt eine weiche Creme mit herbem Duft.

Anwendung

Abends das gereinigte Gesicht damit eincremen, um über Nacht die Regeneration der Haut zu unterstützen.

Wirkung

Sheabutter	erhält die Elastizität der Haut und repariert Hautschäden
Wildrose	verfeinert die Hautstruktur
Salbei	regt den Lymphfluss an und reguliert die Talgproduktion
Zeder	wirkt harmonisierend und entzündungshemmend

Geeignet für Mischhaut, fettige Haut, bei Akne und Aknenarben.

Feuchtigkeits-Gesichtscreme

15 g   Sheabutter

10 ml Sesamöl

5 ml   Inka-Nuss Öl

4 Tr. Teebaum

4 Tr. Manuka

Sheabutter und Pflanzenöle auf maximal 60 Grad erwärmen und dabei 10 Minuten mit einem Rührgerät mischen, damit sie sich bleibend verbinden. Auf 40 Grad abkühlen lassen und die ätherischen Öle hinein träufeln und verrühren. In einen Tiegel füllen und geöffnet abkühlen lassen.

Anwendung

Morgens und abends die gereinigte Haut eincremen.

Wirkung

Sheabutter	unterstützt den Heilungsprozess der Haut und schützt sie vor Keimen
Sesamöl	macht die Haut widerstandsfähiger
Inka-Nuss Öl	spendet Feuchtigkeit und wirkt hautregenerierend
Teebaumöl	ist entzündungshemmend und hautregenerierend
Manuka	wirkt epithelisierend und entzündungshemmend

Geeignet für jeden Hautzustand.

Getönte Tagescreme

15 ml   Sheabutter

10 ml   Inka-Nuss-Öl

1-2 ml Sanddornfruchtfleischöl

Sheabutter, Inka-Nuss-Öl und Sanddornfruchtfleischöl auf maximal 60 Grad erwärmen und dabei 10 Minuten mit einem Rührgerät mischen, damit sie sich bleibend verbinden. In einen Tiegel füllen und geöffnet abkühlen lassen. Die Mischung ergibt eine milde, getönte Creme mit fruchtigem Duft.

Anwendung

Morgens die gereinigte Haut damit eincremen.

Wirkung

Sheabutter	bindet Feuchtigkeit in der Haut
Inka-Nuss-Öl	glättet und stärkt
Sanddornfruchtfleischöl	tönt, schützt vor Hautschäden und freien Radikalen

Geeignet bei empfindlicher Haut und starker Akne.

Körpercremes

Kühlende Körpersahne

30 g   Sheabutter

20 ml Jojobaöl

3 Tr. Pfefferminze

4 Tr. Palmarosa

Sheabutter, Jojobaöl und ätherischen Öle mindestens 15 Minuten mit einem Rührgerät mischen, damit sich alles bleibend verbindet. Die Crememischung in einen Tiegel füllen. Die Mischung ergibt eine sahnige, kühlende Körpercreme.

Je nach gewünschtem Ergebnis kannst du die Körpersahne aus Sheabutter und Jojobaöl auch mit anderen ätherischen Ölen kombinieren.

Anwendung

Nach dem Duschen und Abtrocknen den Körper eincremen.

Wirkung

Variante 1	Kühlende Körpersahne
Sheabutter	verbessert den Heilungsprozess der Haut und reduziert Verhornungen
Jojobaöl	macht die Haut glatt, geschmeidig, weich und widerstandsfähig
Pfefferminze	kühlt, steigert die Abwehr, fördert die Zellerneuerung
Palmarosa	wirkt hautpflegend und hautregenerierend

Variante 2	**Beruhigende Körpersahne**
4 Tr. Lavendel	beruhigt gereizte Haut
5 Tr. Neroli 10%	duftet frisch, hebt die Stimmung, beruhigt sensible Haut
Variante 3	**Ausleitende Körpersahne**
3 Tr. Wacholderbeere	entschlackt und leitet aus
4 Tr. Zypresse	stärkt und entgiftet den Körper

Geeignet für jeden Hautzustand.

Extra Schönheitstipps
Die folgenden Tipps eignen sich als zusätzliche innerliche & äußerliche Maßnahmen für reine, gesunde und schöne Haut.

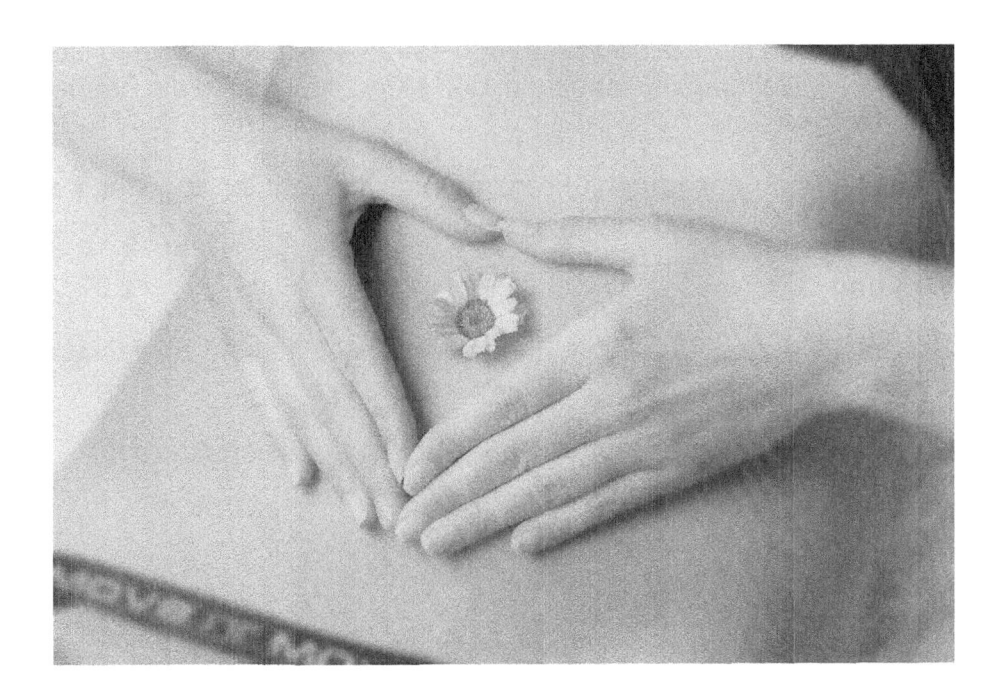

Ölziehen

100 ml Sesamöl

Im Frühling und im Herbst ca. 3 Wochen eine Ölziehkur durchführen.

Anwendung

Morgens 1-2 TL Sesamöl in den Mund nehmen, hin und her wälzen, durch die Zähne ziehen und kauen, bis das Öl milchig ist. Nach 10-20 Minuten ausspucken, den Mund spülen und die Zähne gründlich putzen.

Ölziehen morgens durchführen, abends bewegt es zu viel im Körper und verhindert ruhigen Schlaf.

Wirkung

Sesamöl   zieht über die Mundschleimhaut Gifte und Schlacken aus dem Körper

Geeignet für unreine Haut und bei körperlicher Übersäuerung.

Heilerde einnehmen

1 TL Grüne Heilerde

Die Kur 2-4-mal jährlich durchführen.

Anwendung

3 Wochen lang morgens und abends die Heilerde in Wasser einrühren und trinken. Oder im Müsli, Joghurt und in Saucen zu dir nehmen. Es gibt auch Kapseln zum Einnehmen.

Wirkung

Grüne Heilerde unterstützt die körperliche Entschlackung. Sie bindet freie Radikale, Schwermetalle und andere Gifte und leitet sie aus dem Körper

Geeignet bei körperlicher Übersäuerung und unreiner Haut.

Inhalieren

200 ml Wasser

2-3 Tr. Salbei, Teebaum oder Neroli 10%

Wasser kochen, ätherisches Öl einträufeln. Handtuch bereit legen.

Anwendung

Das Handtuch über den Kopf legen, den Kopf über den Topf neigen und ca. 10 Minuten die wohltuenden Dämpfe tief einatmen.

Wirkung

Dampf öffnet Poren. Entzündungshemmende, antivirale, antibakterielle und hormonregulierend Eigenschaften der ätherischen Öle entfalten sich und verbessern das Hautbild. Nach der Inhalation ist das Ausreinigen von Unreinheiten leichter möglich, da die Poren offen sind.

Teebaum   wirkt antibakteriell

Neroli 10%   beruhigt irritierte Haut

Salbei   reguliert die Talgproduktion

Geeignet bei stark unreiner, irritierter Haut, bei Entzündungen und Akne.

Infrarotlicht -Infrarotlampe

Anwendung

Zuvor die Haut reinigen und tonisieren, 3-4 x wöchentlich mit geschlossenen Augen 10-15 Minuten Wärme und Licht genießen. Anschließend ein Pflegeprodukt auftragen. Richte dich nach den Herstellerangaben deines Gerätes. Vorgeschriebene Abstände und Zeiten solltest du berücksichtigen.

Wirkung

Die Infrarotstrahlen fördern die Durchblutung der Haut und können dadurch Heilungsprozesse bei unreiner Haut unterstützen. Sie erweitern die Gefäße und Talg kann leichter abtransportiert werden. Die Haut wird mit Sauerstoff versorgt und wirkt frischer. Da die Wärme bis in tiefere Haut- und Gewebeschichten gelangt, gehen Entzündungen zurück und das Hautbild verbessert sich. Infrarotlicht ist eine einfache und kostengünstige Maßnahme gegen Akne.

Geeignet für jeden Hautzustand.

Frühling- und Herbstkur

Bei den vorherigen Rezepten empfehle ich immer wieder eine Kur. Besonders zu den jeweiligen Jahreszeitenwechseln empfiehlt sich eine Kur, um die Haut auf bevorstehende Wetterveränderungen vorzubereiten. In dieser Zeit verwendest du Reinigung, Gesichtswasser und dein gewünschtes Kurprodukt, bis der Tiegel aufgebraucht ist. Danach kannst du die Pflege wieder variieren. Du wählst dein Kurprodukt je nach Hautbedürfnis; beruhigend, aktivierend oder entschlackend.

Frühlings- und Herbstkur für zarte Haut

30 ml Wildrosenöl

8 Tr. Neroli 10%

Das ätherische Öl in das Wildrosenöl träufeln und schütteln.

Anwendung

Nach dem Reinigen und Tonisieren eine kleine Menge der Mischung auf die feuchte Haut auftragen.

Wirkung

Wildrosenöl normalisiert die Talgproduktion und gibt der Haut wieder mehr Elastizität. Zudem verfeinert es die Hautstruktur und regt die Kollagenbildung der Haut an, so dass sich Wunden und Narben schneller zurückbilden und verbessern.

Neroli 10% beruhigt und pflegt die Haut. Das ätherische Öl ist stark antibakteriell, antiviral und ausgleichend. Die stimmungsaufhellende Wirkung tut uns allen gut.

Geeignet für jeden Hautzustand.

Bettwäsche und Handtücher

Hast du schon mal bemerkt, dass du auf deiner „Schlafseite" mehr Unreinheiten hast? Richtig, das ist die Seite des Gesichts, die vorzugsweise auf dem Kopfkissen liegt. Deshalb ist es ratsam, dass du bei starker Akne dein Kopfkissen wöchentlich wechselst. Ebenso dein Handtuch; aus hygienischen Gründen. Nimm kleine Gästehandtücher und wechsle diese jede Woche. So vermeidest du Schmierinfektionen.

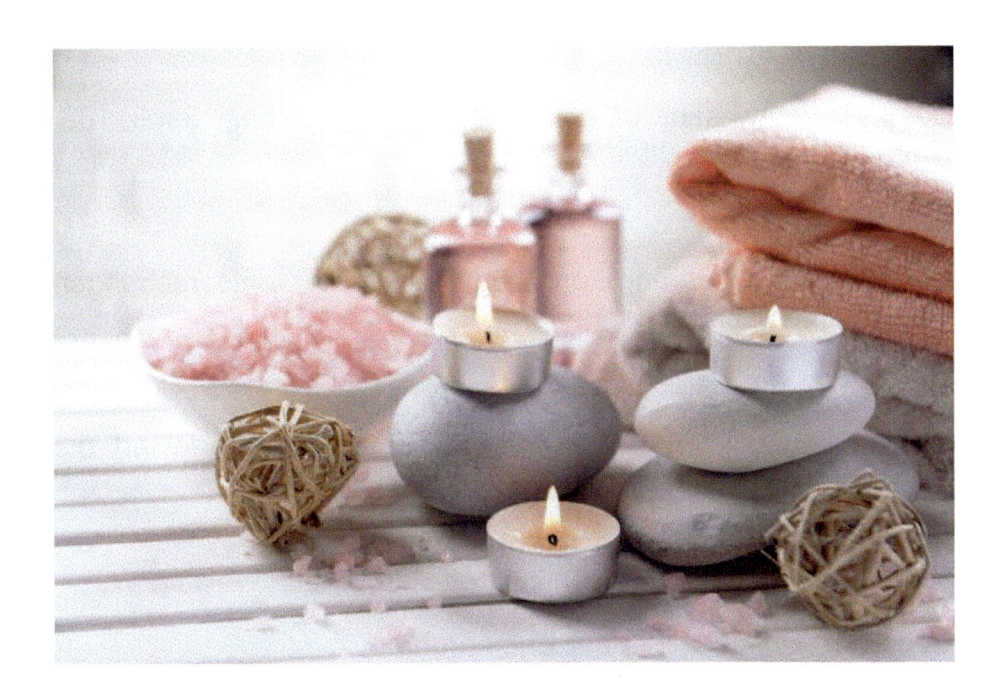

Enthaarung

Häufig entstehen nach der Körperrasur, Epilation, Wachs- und Zuckerbehandlung Pickelchen und Rötungen, die du mit diesen drei Rezepturen für glatte Beine (und andere epilierte Körperpartien) reduzieren kannst. Die Haltbarkeit der Pflegeprodukte beträgt ca. 9 Monate.

Pflegespray nach der Enthaarung

50 ml Orangenblütenwasser

8 Tr. Neroli 10%

Das Pflanzenwasser in eine Sprühflasche füllen. Neroli 10% einträufeln, kurz schütteln.

Anwendung

Nach der Enthaarung großzügig auf die entsprechenden Körperpartien sprühen.

Wirkung

Orangenblütenwasser	beruhigt die Haut und verfeinert die Poren
Neroli 10%	beruhigt, pflegt und wirkt antibakteriell

Geeignet nach jeder Art der Enthaarung.

Pflegefluid nach der Enthaarung

25 ml Lavendelwasser

25 ml Calendulaöl

Beides mit einem Trichter in eine Sprühflasche füllen. Das ergibt eine zarte Schüttelemulsion.

Anwendung

Vor jeder Anwendung gut schütteln, damit sich Wasser und Öl wieder verbinden. Nach der Enthaarung großzügig aufsprühen. Durch die pflegende Kombination von Pflanzenwasser und Öl ist Eincremen anschließend nicht mehr nötig.

Wirkung

Lavendelwasser   beruhigt die Haut und wirkt antibakteriell

Calendulaöl   beruhigt Entzündungen

Geeignet für empfindliche, trockene Haut.

Kühlendes Gel nach der Enthaarung

40 ml Orangenblütenwasser

½ TL Xanthan

10 ml Calendulaöl

4 Tr. Lavendel

Alles miteinander vermischen und mit einem Rührgerät verrühren, bis das Xanthan vollständig aufgelöst ist. In einen Tiegel füllen und verschließen.

Anwendung

Nach der Enthaarung eine dünne Schicht Gel auf die betroffenen Körperpartien auftragen.

Wirkung

Orangenblütenwasser	verfeinert den Teint
Xanthan	verdickt und stabilisiert das Gel
Calendulaöl	stärkt die Widerstandskraft der Haut
Lavendel	wirkt antibakteriell, antiviral und antimykotisch

Geeignet für jeden Hautzustand.

Lippenbalsam

Das Grundrezept eignet sich für verschiedene feine Lippenbalsame und reicht für 7-8 Lippenpflegestifte in 5 ml Tiegeln. Passt zwar nicht zum Thema „unreine Haut", ist aber für einen zarten „Kussmund" ein schönes Rezept.

Grundrezept Lippenbutter

25 g	Sheabutter
10 ml	Sanddornfruchtfleischöl
9-10 Tr.	ätherische Öle nach Wahl

oder

25 g	Sheabutter
10 ml	Jojobaöl
9-10 Tr.	ätherische Öle nach Wahl

5 ml Lippenbalsam-Hüllen oder 10 ml Tiegel bereitstellen.

Sheabutter und Jojobaöl oder Sanddornfruchtfleischöl auf maximal 60 Grad erwärmen und dabei mit einem Rührgerät mischen, damit sie sich bleibend verbinden. Die Mischung bis auf 40 Grad abkühlen lassen und die ätherischen Öle hinein träufeln. In die Hülsen oder Tiegel füllen und bei geöffnetem Deckel abkühlen lassen.

Anwendung

Nach Bedarf die Lippen eincremen.

Wirkung

Sheabutter	macht die Lippen geschmeidig und weich
Sanddornfruchtfleischöl	gibt farblichen Glanz
Jojobaöl	hält die Feuchtigkeit in den Lippen
Lavendel	wirkt antibakteriell und antiviral
Neroli 10 %	glättet spröde Lippen
Palmarosa	ist antimykotisch und pflegend
Rosengeranie	pflegt die Lippen und wirkt wundheilend
Salbei	hilft gegen Herpes und Wunden

Geeignet bei trockenen, rauen und rissigen Lippen.

Hoffentlich konnte ich dich dazu beflügeln, dir, deiner Haut und der Umwelt Gutes zu tun, tolle Rezepte auszuprobieren und deine Haut zu verbessern. Viel Spaß beim Ausprobieren und Pflegen!

Ich freue ich auf dein Feedback und deine Fragen. Schreib mir einfach eine E-Mail oder hole dir weitere Inspirationen auf meiner Homepage. Die Adresse findest du unter „Über die Autorin".

Literaturverzeichnis

Praxis Aromatherapie, Haug, Monika Werner, Ruth von Braunschweig

Ätherische Öle, Irisiana, Maria M. Kettenring

Pflanzenöle, Stadelmann Verlag, Ruth von Braunschweig

Hydrolate, Freya, Ingrid Kleindienst-John

Kosmetik-Inhaltsstoffe von A-Z, AT Verlag, Heinz Knieriemen

Naturkosmetische Rohstoffe, Freya, Heike Käser

Olionatura, www.olionatura.de, Heike Käser

Naturkosmetik, Pia Hess, Pia Hess

Naturkosmetik, Herbig, Elfriede Dambacher

Schönheitsrezepte aus der Natur, Ludwig, Rita Stiens

Handbuch Ätherische Öle, Joy Verlag, Katharina Zeh

Niemand riecht so gut wie du, Piper, Hanns Hatt, Regina Dee

Über die Autorin

Ich bin Marianne Nick, Ü50 und seit über 20 Jahren im Bereich Kosmetik tätig. Angefangen hat es damit, dass ich jung, sexy und unbesiegbar war, und eine schreckliche Haut hatte….

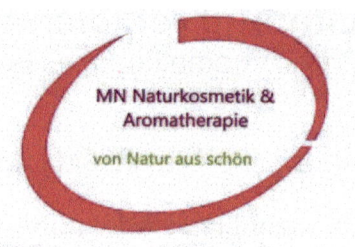

MN Naturkosmetik & Aromatherapie

von Natur aus schön

Mail: marianne.nick@web.de
Tel.: +49 1515 780 781 4
www.mn-naturkosmetikundaromatherapie.de

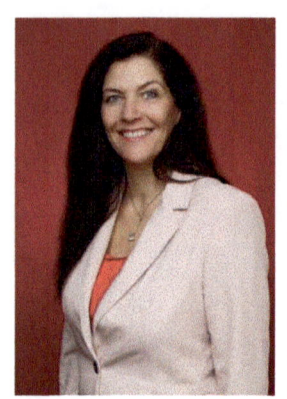

So bin ich ständig zu einer Kosmetikerin, habe mir teure Cremes gekauft und hab meine Hautprobleme dennoch nicht in den Griff bekommen. Nach 2 Jahren Behandlung und experimentieren, habe ich einen Gutschein bei einer anderen Kosmetikerin be-kommen. Ich war zwar sauer, habe ihn aber trotzdem eingelöst und mir ging ein Licht auf. Sie hat mir zum ersten Mal erklärt, wie wichtig die Vorbereitung und Reinigung der Haut ist und das es Sinn macht, Produkte aufeinander abzustimmen. Juhu, endlich wurde meine Haut besser. Und so beschloss ich, selbst die Ausbildung als Kosmetikerin zu machen.

Sehr erfolgreich, mit mehreren Auszeichnungen, habe ich die nächsten Jahre mein Kosmetikinstitut am Bodensee geführt. Durch immer mehr Wissen kam ich von der konventionellen Kosmetik zur naturnahen Kosmetik (auch konventionell) und schließlich zur Bio- & Naturkosmetik. Ich bin nun für eine tolle Firma tätig, die aus viel Erfahrung mit natürlichen, zertifizierten Rohstoffen, naturreinen ätherischen Ölen, kaltgepressten Pflanzenölen, sowie Pflanzenwässern schöpft. Und meine Hautprobleme sind seither Vergangenheit. Hier ist mein Platz.

Die Welt der Naturkosmetik ist weniger hipp, stylisch und innovativ. Glamour, Luxus und Werbung spielen keine große Rolle. Dafür feine, reine Haut mit Rohstoffen, die wirklich helfen. Mensch und Natur stehen im Vordergrund.

In den letzten 20 Jahren habe ich hunderte Kunden aus Kosmetikinstituten, Hotels, Parfümerien, Wellnessabteilungen, Bioläden, Apotheken und Drogeriemärkten aus und in aller Welt geschult. Es macht Spaß zu sehen, wie das Bewusstsein für wertvolle und natürliche Rohstoffe wächst und wie die nachhaltige Naturkosmetik in der umkämpften Kosmetikwelt Ihren Siegeszug führt. Fachpersonal, wie auch Laien spüren die positive Wirkung. So ist als logische Konsequenz dieses Buch für dich entstanden. Ich wünsche dir viel Spaß bei deiner natürlichen Schönheitspflege.

marianne.nick@web.de

www.mn-naturkosmetikundaromatherapie.de

Weitere Bücher

Band 2

Von Natur aus schön „Natürliche Hautpflege für schöne reife Haut"

Band 3

Von Natur aus schön „Wegweiser durch die Kosmetik-Welt"